Teil I: Einführung

T. Wiegand, L. Froschauer, C. Lutz

TMS und EMS – Kursbuch

Tim Wiegand, Leon Froschauer, Constantin Lutz

TMS und EMS

Kursbuch

1. Auflage

ELSEVIER

Elsevier GmbH, Bernhard-Wicki-Str. 5, 80636 München, Deutschland
Wir freuen uns über Ihr Feedback und Ihre Anregungen an kundendienst@elsevier.com

ISBN 978-3-437-44309-1

Wichtiger Hinweis
Die medizinischen Wissenschaften unterliegen einem sehr schnellen Wissenszuwachs. Der stetige Wandel von Methoden, Wirkstoffen und Erkenntnissen ist allen an diesem Werk Beteiligten bewusst. Sowohl der Verlag als auch die Autorinnen und Autoren und alle, die an der Entstehung dieses Werkes beteiligt waren, haben große Sorgfalt darauf verwandt, dass die Angaben zu Methoden, Anweisungen, Produkten, Anwendungen oder Konzepten dem aktuellen Wissensstand zum Zeitpunkt der Fertigstellung des Werkes entsprechen.
Der Verlag kann jedoch keine Gewähr für Angaben zu Dosierung und Applikationsformen übernehmen. Es sollte stets eine unabhängige und sorgfältige Überprüfung von Diagnosen und Arzneimitteldosierungen sowie möglicher Kontraindikationen erfolgen. Jede Dosierung oder Applikation liegt in der Verantwortung der Anwenderin oder des Anwenders. Die Elsevier GmbH, die Autorinnen und Autoren und alle, die an der Entstehung des Werkes mitgewirkt haben, können keinerlei Haftung in Bezug auf jegliche Verletzung und/oder Schäden an Personen oder Eigentum, im Rahmen von Produkthaftung, Fahrlässigkeit oder anderweitig übernehmen.

Für die Vollständigkeit und Auswahl der aufgeführten Medikamente übernimmt der Verlag keine Gewähr.
Geschützte Warennamen (Warenzeichen) werden in der Regel besonders kenntlich gemacht (®). Aus dem Fehlen eines solchen Hinweises kann jedoch nicht automatisch geschlossen werden, dass es sich um einen freien Warennamen handelt.

Bibliografische Information der Deutschen Nationalbibliothek
Die Deutsche Nationalbibliothek verzeichnet diese Publikation in der Deutschen Nationalbibliografie; detaillierte bibliografische Daten sind im Internet über https://www.dnb.de abrufbar.

22 23 24 25 26 5 4 3 2 1

In ihren Veröffentlichungen verfolgt die Elsevier GmbH das Ziel, genderneutrale Formulierungen für Personengruppen zu verwenden. Um jedoch den Textfluss nicht zu stören sowie die gestalterische Freiheit nicht einzuschränken, wurden bisweilen Kompromisse eingegangen. Selbstverständlich sind **immer alle Geschlechter** gemeint.

Planung: Veronika Rojacher, München
Projektmanagement: Elisabeth Märtz, München
Redaktion und Herstellung: Hildegard Graf, Germering
Datenaufbereitung: abavo GmbH, Buchloe
Satz: STRAIVE, Puducherry/Indien
Druck und Bindung: Drukarnia Dimograf Sp. z o. o., Bielsko-Biała/Polen
Umschlaggestaltung: Stefan Hilden, HildenDesign.de; SpieszDesign, Neu-Ulm
Covermotiv: © HildenDesign

Aktuelle Informationen finden Sie im Internet unter www.elsevier.de

Die Autoren

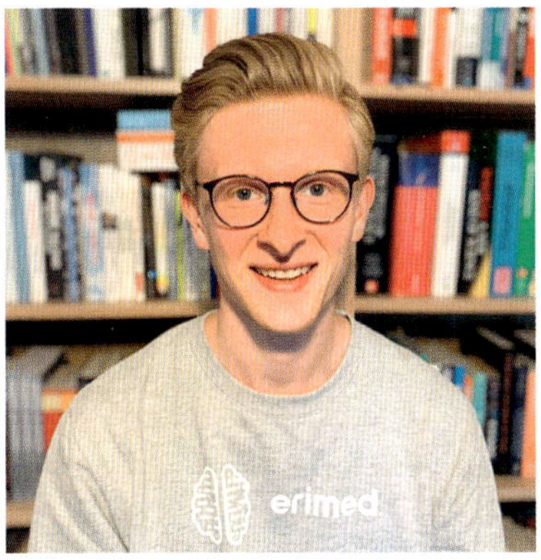

Tim Wiegand
Seit 2017 studiert Tim Humanmedizin an der Ludwig-Maximilians-Universität (LMU) München. Nachdem er selbst den TMS absolvierte, gründete er 2018 zusammen mit Leon und Constantin erimed, um hochqualitative, erschwingliche und digitale Vorbereitungsangebote für den TMS und EMS zu entwickeln. Für seine Promotion forscht Tim an der LMU sowie der Harvard Medical School in den USA zu den Auswirkungen repetitiver Krafteinwirkungen auf das Gehirn wie beispielsweise beim Fußball oder American Football. Hierzu vereint er modernste bildgebende Verfahren, Bluttests sowie kognitive, neurologische und psychiatrischen Untersuchungen. Er ist Mitgründer der Arbeitsgruppe LMU AIM („Artificial Intelligence in Medicine"). 2020 wurde er mit dem „Advanced Medical AI"-Zertifikat der internationalen Exzellenzinitiative Global Alliance of Medical Excellence (GAME) ausgezeichnet. Tim ist Stipendiat der LMU, des Harvard-Munich-Clubs und der Konrad-Adenauer-Stiftung.

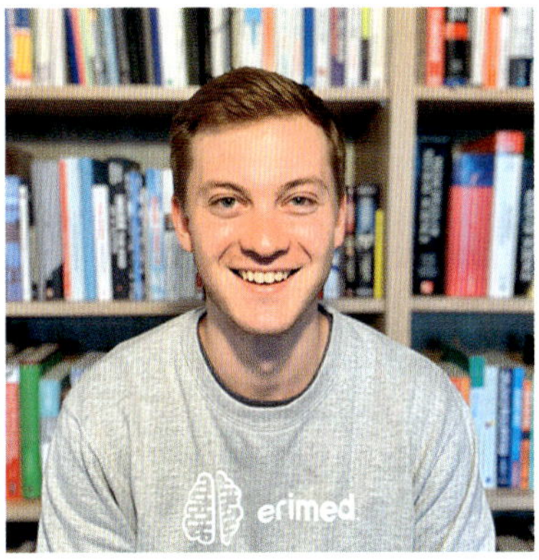

Leon Froschauer
Leon ist ebenfalls Gründer von erimed. Er ist vor allem für die Bereiche Business Development und Marketing zuständig. Neben Stationen in der Vermögensverwaltung und im Banking konnte er diverse Erfahrungen im Venture-Capital-Geschäft sammeln. Hierbei hat er sich bei einem Impact-Fonds auf Investitionen im Bereich Digital Health, Sustainable Food & Nutrition und EdTech fokussiert, während er sich bei einem Mobility-Fonds mit Investments in den Bereichen Transportation, Manufacturing, Supply Chain und Sustainability befasste. Darüber hinaus half er beim Aufbau eines Bildungsunternehmens mit Fokus auf Data Science. Seit 2022 ist er Gründer und Geschäftsführer eines Bildungsträgers, der die digitalen Arbeitskräfte von morgen ausbildet. Er hält einen MSc in Finance vom Trinity College in Dublin (TCD), das er mit „First Class Honors, Distinction" abgeschlossen hat.

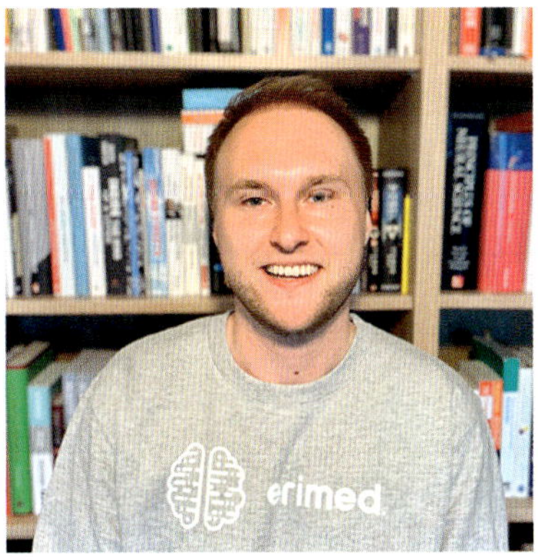

Constantin Lutz
Constantin studierte an der Technischen Universität München sowie am Center for Digital Technology and Management und absolvierte währenddessen Auslandsaufenthalte an der Hitotsubashi-Universität in Tokio sowie am MIT in Boston. Bei erimed ist er daher besonders für technische sowie mathematische Themen verantwortlich. Constantin hat bereits in mehreren Startups und Venture-Capital-Unternehmen gearbeitet. Seine besondere Leidenschaft galt aber stets der technischen Produktentwicklung. So baute er nicht nur für erimed verschiedene Apps, sondern verantwortet nun auch als Teil des Gründungsteams die digitalen Produkte eines Healthcare-Startups, das auf die Erforschung und Bekämpfung altersbedingter Krankheiten ausgerichtet ist.

HIER GEHT'S ZU DEN STRATEGIEVIDEOS

Dieses Arbeitsbuch bietet 7 Videos mit Infos rund um die TMS- und EMS-Bewerbung, Aufgabentypen, Bewertung und Prozentrang. Wir zeigen euch, wie ihr einen Trainingsplan aufstellt und wie die Prüfung abläuft. Außerdem verraten wir euch Tipps zur Gesundheit in der Vorbereitungsphase, zu verschiedenen Stipendien und geben euch einen Ausblick auf das Medizinstudium. Alles bequem zu erreichen über die QR-Codes!

Allgemeine Informationen zu TMS und EMS: Überblick und Bewerbungsprozess
https://else4.de/1oj

Der Testtag und die Woche davor
https://else4.de/ytn

Stipendien: Überblick, Vorteile und Bewerbungsprozess
https://else4.de/zhu

Allgemeine Informationen zu TMS und EMS: Aufgabengruppen und Bewertung
https://else4.de/0iz

Ernährung und Schlaf
https://else4.de/mkg

Überblick Medizinstudium
https://else4.de/e83

Dein persönlicher Trainingsplan
https://else4.de/gg6

Abbildungsnachweis

Alle Abbildungen wurden von den Autoren erstellt, mit Ausnahme folgender Abbildungen:
S. 47: Henriette Rintelen, Velbert / Stefan Dangl, München / Pixabay / Sobotta-Archiv: Sobotta. Atlas der Anatomie des Menschen, div. Aufl., Elsevier Urban & Fischer / Gerda Raichle, Ulm
S. 58: Heike Hübner, Berlin

Fehler gefunden?

An unsere Inhalte haben wir sehr hohe Ansprüche. Trotz aller Sorgfalt kann es jedoch passieren, dass sich ein Fehler einschleicht oder fachlich-inhaltliche Aktualisierungen notwendig geworden sind.

Sobald ein relevanter Fehler entdeckt wird, stellen wir eine Korrektur zur Verfügung.
Mit diesem QR-Code gelingt der schnelle Zugriff.
https://else4.de/978-3-437-44309-1

Wir sind dankbar für jeden Hinweis, der uns hilft, dieses Werk zu verbessern. Bitte richten Sie Ihre Anregungen, Lob und Kritik an folgende E-Mail-Adresse: kundendienst@elsevier.com

Inhaltsverzeichnis

KAPITEL

1 Allgemeine Informationen zu TMS und EMS

1.1 Sinn und Zweck

Beim „Test für Medizinische Studiengänge" (TMS) in Deutschland und dem „Eignungstest für das Medizinstudium" (EMS) in der Schweiz handelt es sich um Studieneignungstests für das Medizinstudium. Sie prüfen die Fertigkeiten, die während des Medizinstudiums benötigt werden, und versuchen so, statt einer Auswahl allein über die Abiturnote, auch die *Eignung* einer Person für ein Medizinstudium zu bewerten. Umgangssprachlich werden TMS und EMS (und auch das österreichische Äquivalent MedAT) als „Medizinertests" bezeichnet.

TERMINE

Bisher fanden TMS und EMS einmal im Jahr statt. Seit der COVID-Pandemie wird der TMS zweimal pro Jahr angeboten: ca. Anfang Mai sowie ca. Anfang November. Der EMS findet weiterhin Anfang Juli statt.

1.2 Studienplatzbewerbung in Deutschland

Seit der Grundsatzentscheidung des Bundesverfassungsgerichts Ende 2017 hat sich das Zulassungsverfahren für Medizinstudienplätze in Deutschland grundlegend verändert. Zentral sind die Anpassungen der Zulassungsquoten. Es werden nun 30 % der Plätze über die Abiturbestenquote (ABQ) vergeben, weitere 10 % über die sogenannte Zusätzliche Eignungsquote (ZEQ) und 60 % über das individuelle Auswahlverfahren der Hochschulen (AdH), in das auch der TMS eingerechnet wird.

Die **ABQ** ist simpel – die 30 % der sich bewerbenden Personen mit der besten Abiturnote erhalten einen Studienplatz. ZEQ und AdH sind dagegen etwas komplizierter. Dafür gibt es für jede Universität eine eigene Formel zur Berechnung der Zulassungsgrenzen. Bei der **ZEQ** spielt die Abiturnote keine Rolle. Es fließen ausschließlich schulnotenunabhängige Kriterien in diese Quote ein. Je nach Universität können solche Kriterien das Ergebnis im TMS, das Ergebnis eines Auswahlgesprächs, abgeschlossene Berufsausbildungen oder Berufstätigkeiten in einem anerkannten Ausbildungsberuf, besondere Vorbildungen, praktische Tätigkeiten, außerschulische Leistungen oder außerschulische Qualifikationen usw. beinhalten. Auch die Kriterien für das **AdH** werden von den Universitäten selbst festgelegt. Hier zählt neben dem TMS-Ergebnis, weiteren Ausbildungen, Diensten, Preisen, Auswahlgesprächen usw. auch die Abiturnote dazu.

Die aktuelle offizielle Übersicht zu den Berechnungsgrundlagen findest Du unter http://hochschulstart.de/informieren-planen/verfahrensdetails/quotenmodell-des-zv.

https://else4.de/umb

Der sogenannte „Mediranger" des Studierendenauswahl-Verbunds (stav) gibt einen offiziellen Überblick über die verschiedenen Standorte und ihre Auswahlkriterien. Zudem stellt er die Berechnung der Rangpunkte transparent dar, damit du besser nachvollziehen kannst, wie die Auswahlentscheidung zustande kommt. Den stav Mediranger findet du hier: https://exam.agav.uke.de/MediRanger/.

https://else4.de/qqj

Da bei der ZEQ und dem AdH jede Universität die verschiedenen Eignungskriterien stark unterschiedlich gewichtet, variieren die Zulassungschancen nun deutlich stärker zwischen den Universitäten. Hierdurch ergeben sich für Bewerbende, die die ABQ (voraussichtlich) nicht erfüllen, zwei grundsätzliche Strategien:

1. Aussuchen von einer oder mehreren Universitäten (z. B. in der Heimatstadt), an denen man gerne studieren möchte. Die entsprechenden Zulassungskriterien recherchieren und dann gezielt darauf vorbereiten.
2. Recherche, ob man aufgrund der eigenen bereits erreichten Bewerbungskriterien für bestimmte Universitäten zugelassen wird oder ggf. weitere Schritte (z. B. ein Dienst) notwendig sind.

Für deine Notizen

https://else4.de/bl9

1.3 Universitäten mit TMS und EMS

In der Schweiz ist der EMS obligatorisch für alle Universitäten, in Deutschland ist der TMS zwar freiwillig, wird jedoch von fast allen Universitäten bei der Studienplatzvergabe berücksichtigt (➤ Tab. 1.1).

Tab. 1.1 Universitäten in Deutschland, die die Teilnahme am TMS in ihre Zulassung einbeziehen (Stand: September 2021)

- RWTH Aachen
- Universität Augsburg
- Charité Berlin
- Universität Bielefeld
- Ruhr-Universität Bochum
- Rheinische Friedrich-Wilhelms-Universität Bonn
- Technische Universität Dresden
- Klinikum Chemnitz/Technische Universität Dresden
- Universität Duisburg-Essen
- Heinrich-Heine-Universität Düsseldorf
- Friedrich-Alexander-Universität Erlangen-Nürnberg
- Friedrich-Alexander-Universität Erlangen-Nürnberg/Bayreuth
- Johann-Wolfgang-Goethe-Universität Frankfurt am Main
- Albert-Ludwigs-Universität Freiburg
- Justus-Liebig-Universität Gießen
- Georg-August-Universität Göttingen
- Ernst-Moritz-Arndt-Universität Greifswald
- Martin-Luther-Universität Halle-Wittenberg
- Medizinische Hochschule Hannover
- Ruprecht-Karls-Universität Heidelberg
- Universität des Saarlandes Homburg
- Friedrich-Schiller-Universität Jena
- Christian-Albrechts-Universität zu Kiel
- Universität zu Köln
- Universität Leipzig
- Universität zu Lübeck
- Johannes Gutenberg-Universität Mainz
- Medizinische Fakultät Mannheim der Universität Heidelberg
- Philipps-Universität Marburg
- Ludwig-Maximilians-Universität München
- Technische Universität München
- Westfälische Wilhelms-Universität Münster
- Carl von Ossietzky Universität Oldenburg
- Universität Regensburg
- Universität Rostock
- Eberhard Karls Universität Tübingen
- Universität Ulm
- Julius-Maximilians-Universität Würzburg

1.4 Prüfungsinhalte

Alle Teilnehmenden erhalten landesweit exakt die gleichen Aufgaben, die sich jedes Jahr ändern. Der TMS besteht aus acht, der EMS aus neun verschiedenen Aufgabengruppen, die studienfachspezifische Fähigkeiten prüfen sollen.

- Allgemeine Fähigkeiten (werden indirekt beim Test abverlangt):
  - Konzentration
  - Ausdauer
  - Schnelligkeit
  - Intelligenz
  - Organisationsfähigkeit

- Spezifische Fähigkeiten (werden direkt geprüft):
  - Umgang mit komplexem Bildmaterial
  - Verständnis wissenschaftlicher Texte
  - Räumliches Vorstellungsvermögen
  - Zahlenverständnis
  - Merkfähigkeit
  - Kritisches Hinterfragen statistischer Materialien
  - Konzentration (nur EMS[1])

Die Inhalte werden im Allgemeinen möglichst fachnah gewählt. Vorwissen kann zwar helfen, ist aber nicht nötig. Vielmehr müssen Strategien erlernt werden, die Aufgaben möglichst schnell und treffsicher zu beantworten – und das ist später im Studium ebenfalls gefordert. Natürlich wird im Medizinstudium selbst beispielsweise das räumliche Vorstellungsvermögen nie in Form von Schlauchfiguren abgefragt werden. Dennoch ist davon auszugehen, dass derartige Fähigkeiten z. B. im Rahmen der menschlichen Anatomie wichtig sind.
In Zukunft wird der TMS wohl auch vermehrt sozial-emotionale Kompetenzen abprüfen. Hierzu soll der TMS um einen „Situational Judgement Test" ergänzt werden. Genaue Informationen hierzu existieren aktuell noch nicht.

1.5 Bewertung und Prozentrang

> INFO
>
> Das Konzept von TMS und EMS sieht nicht vor, dass jede teilnehmende Person einen Studienplatz erhält. Vielmehr soll ein Erfolg nur nach intensiver Vorbereitung gelingen.

Darauf wird auf den Websites zu TMS und EMS nicht eindeutig hingewiesen. Zwar wird empfohlen, sich vorzubereiten – beim TMS wird jedoch beispielsweise der Eindruck erweckt, die dort zum Download bereitstehende TMS-Broschüre spiegle den Schwierigkeitsgrad adäquat wider und ein Durcharbeiten derselben reicht zur Vorbereitung allemal aus. Die in dieser Broschüre präsentierten Aufgaben bleiben jedoch in Anzahl und Schwierigkeitsgrad hinter den tatsächlich abgefragten Aufgaben weit zurück.

> ACHTUNG
>
> Die offizielle Broschüre ist keinesfalls ausreichend zur Vorbereitung auf den TMS!

Der reale Test ist tatsächlich so erstellt, dass nur ein definierter Prozentsatz der Teilnehmenden ein ausreichend gutes Ergebnis erzielt. Auf die Tücken, die dazu beitragen, werden wir dich im Folgenden immer wieder aufmerksam machen.
Die Ergebnisse des Tests sind normalverteilt. Dies bedeutet, dass sich die Bewertung ausschließlich nach den anderen Testteilnehmenden richtet. Ausschlaggebend ist dabei der sogenannte Prozentrang. Er beschreibt, welcher Prozentsatz der Teilnehmer ein gleiches oder schlechteres Ergebnis erzielte. Deine persönliche Punktzahl wird also mit den Punktzahlen aller anderen Teilnehmenden verglichen und dadurch der Prozentrang ermittelt. Ein Prozentrang von 84 bedeutet etwa, dass du zu den besten 16 % der Teilnehmenden gehörst. Zur Ermittlung wird zunächst der sogenannte Standardwert, d.h. das durchschnittliche Testergebnis aller Teilnehmenden ermittelt, und dann die prozentuale Verteilung der individuellen Ergebnisse ergänzt. Hieraus ergibt sich meist eine Normalverteilung mit einem Standardwert um 100 Punkte.

[1] Im EMS wird die Konzentrationsfähigkeit in einem eigenen Testteil geprüft, im TMS wurde dieser Ende 2021 abgeschafft.

Für deine Notizen

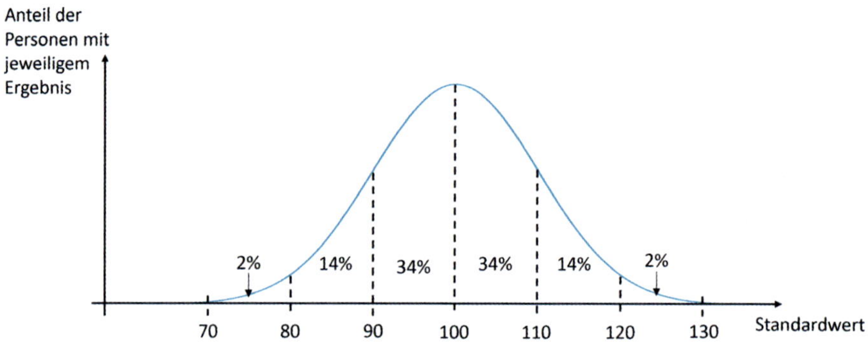

INFO

Ziel der Testteilnahme ist es, einen möglichst hohen Prozentrang zu erreichen, d. h., ein möglichst gutes Testergebnis im Vergleich zu allen anderen Teilnehmenden. Dies erhöht die Wahrscheinlichkeit, einen Studienplatz zu erhalten.

1.6 Anmeldung

INFO

Die Teilnahme am TMS in Deutschland ist freiwillig, in der Schweiz ist der EMS obligatorisch.

https://else4.de/c5j

https://else4.de/ad5

Um an TMS und EMS teilnehmen zu können, muss man sich online einschreiben. Für den TMS erfolgt die Anmeldung über die Website der Koordinationsstelle: www.tms-info.org, für den EMS über die Website www.swissuniversities.ch.

TIPP

Es ist ratsam, die Anmeldung so früh wie möglich zu erledigen, da man einen Account erstellen und auch gleich den eigenen Test-Ort auswählen muss. Nimmt man dies zu spät in Angriff, kann es aufgrund der hohen Teilnehmerzahl sein, dass am persönlichen Wunschort keine Plätze mehr frei sind.

TERMINE

Der TMS findet seit 2022 zweimal im Jahr statt, geplant ist jeweils Anfang Mai und Anfang November. Die Anmeldephase ist i. d. R. im Januar bzw. im Juli des jeweiligen Jahres.
Der EMS findet i.d.R. in der Kalenderwoche 27 des jeweiligen Jahres statt, d. h. also Anfang Juli.

Es fallen Teilnahmegebühren in Höhe von 100 € für den TMS und 200 CHF für den EMS an (Stand 2022), die auf die Konten der jeweiligen Teststelle überwiesen werden müssen. Über die o. g. Websites kann man auch die Einladung und das Testergebnis abrufen.

TERMINE

Das Testergebnis für den TMS wird i. d. R. ab Ende Juni bzw. Ende Dezember, für den EMS ab Anfang August bekanntgegeben.

Für deine Notizen

1.7 Nichtteilnahme, Abbruch und Wiederholung

ACHTUNG

Während man den EMS mehrmals absolvieren darf, ist beim TMS nur eine Wiederholung direkt beim nächstfolgenden Prüfungstermin erlaubt. Daher ist es enorm wichtig, sich angemessen vorzubereiten!

Solltest du, aus welchen Gründen auch immer, am Ende trotz Anmeldung doch nicht am TMS teilnehmen wollen oder können, musst du nichts weiter unternehmen. Du kannst den Test dann später trotzdem ein bzw. zwei weitere Male absolvieren. Dies gilt allerdings nur, wenn du den TMS *nicht antrittst.*

Trittst du den TMS an, darfst du die Teilnahme zwar jederzeit abbrechen. Dann gilt der Test aber als absolviert, das Testergebnis ergibt sich dann aus der bis zum Abbruch erreichten Punktzahl. Eine Wiederholung ist dann nur noch einmal möglich!

Nur wer die Teilnahme aus *triftigen Gründen* (z. B. Krankheit) abbrechen muss, darf den Test wiederholen. Voraussetzung dafür ist jedoch, dass dies der örtlichen Testleitung mitgeteilt wird und dass man der Koordinationsstelle für den TMS in Heidelberg bis spätestens Freitag nach dem Testtag ein schriftliches amtsärztliches Attest vorlegt.

Die Teilnahmegebühren werden bei Abbruch oder Nichtteilnahme nicht zurückerstattet.

1.8 Aufgabenstellungen und Einstreuaufgaben

Die Beantwortung der Aufgaben erfolgt (mit Ausnahme von *Konzentriertes und sorgfältiges Arbeiten* beim EMS) nach dem Multiple-Choice-Prinzip mit fünf verschiedenen Antwortmöglichkeiten, wobei nur eine davon korrekt ist. Man muss also aus den fünf präsentierten Aussagen die einzig richtige auswählen.

Welche Aussage kann aus dem Text abgeleitet werden?

A) Die Milz ist ein überlebenswichtiges lymphatisches Organ.
B) In der Milz werden rote Blutkörperchen gebildet.
C) In den Lymphfollikeln finden sich Abwehrzellen.
D) Gealterte weiße Blutkörperchen werden in der Milz abgebaut.
E) Die Milz verfügt über zahlreiche Granulozyten.

Bei den Aufgaben *Medizinisch-naturwissenschaftliches Grundverständnis, Quantitative und formale Probleme, Textverständnis* und *Diagramme und Tabellen* gibt es zusätzlich noch eine weitere Variante: Aus drei oder vier vorangestellten Aussagen ist die einzig richtige Kombination der korrekten und falschen Aussagen anzugeben.

Welche der folgenden Aussagen lässt sich bzw. lassen sich aus den Inhalten des Textes ableiten?

I. Diabetes Typ I entsteht durch Schädigung der insulinproduzierenden Beta-Zellen.
II. Diabetes Typ II ist i. d. R. angeboren.
III. Patienten mit Diabetes Typ I müssen sich nach jeder Nahrungsaufnahme Insulin zuführen.

A) Nur Aussage I.
B) Nur Aussage III.
C) Nur die Aussagen I und II.
D) Aussagen II und III.
E) Keine der Aussagen I bis III.

Die Aufgaben selbst sind nach ihrer Schwierigkeit geordnet, wobei die Aufgaben zu Beginn jeder Gruppe eine relativ niedrige statistische Schwierigkeit aufweisen, die bis zum Ende hin steigt.

Beim TMS enthalten alle Aufgabengruppen bis auf *Fakten lernen* und *Figuren lernen* sogenannte Einstreu- bzw. Blindaufgaben. Für sie wird der statistische Schwierigkeitsgrad erhoben, um sie in kommenden Medizinertests entsprechend anordnen zu können. In die Bewertung fließen sie jedoch nicht ein. Dies bedeutet zugleich, dass alle bepunkteten Aufgaben in vorherigen Jahren bereits einmal Blindaufgaben waren. Die Position dieser „Blindgänger“ ist bis auf wenige Ausnahmen nicht vorhersehbar. Fälle, wo das anders ist (z. B. beim *Textverständnis*) wirst du noch kennenlernen.

Für deine Notizen

1.9 Antwortbogen

Die Lösungen werden nicht zu den Aufgaben geschrieben, sondern getrennt davon auf einem großen Antwortbogen vermerkt. Anhand dessen wird die Anzahl der richtigen Aufgaben ermittelt.

> **ACHTUNG**
> Es wird ausschließlich der Antwortbogen ausgewertet. Antworten, die nur in die Aufgabe geschrieben werden, sind verlorene Antworten. Sie fließen nicht in die Bewertung ein.

Von diesem Prinzip ist lediglich die Aufgabengruppe *Konzentriertes und sorgfältiges Arbeiten* im EMS ausgenommen. Sie folgt etwas anderen Bewertungskriterien.

Korrekte Markierungen (0 - 400)	-	Übersehene Zeichen (0 - 400)	-	Fehlerhafte Markierungen (0 - 1200)	=	Rohwert (-1600 - 400)	~	Finale Punktzahl (0 - 20)

1.10 Fehlerkorrektur beim Ankreuzen

Wie bereits erwähnt, ist nur eine der fünf Antwortmöglichkeiten korrekt.

Frage (im Aufgabenheft):

0) Wie viel ergibt 2^3?

(A) 2
(B) 4
(C) 6
(D) 8
(E) 10

Lösung (auf dem Antwortbogen):

A B C D E
0) ☐ ☐ ☐ ☐ ☐

Erster Antwortversuch.

Lösung (auf dem Antwortbogen):

A B C D E
0) ☐ ☒ ☐ ☐ ☐

Solltest du einen Fehler, wie in unserem obigen Beispiel, bemerken, kannst du deine Antwort ändern, indem du einen Kreis um das betreffende Kästchen ziehst und das Kreuz nun an die richtige Stelle setzt.

Lösung (auf dem Antwortbogen):

A B C D E
0) ☐ ⊗ ☐ ☒ ☐

Solltest du anschließend doch wieder deine erste Antwort präferieren, ziehe erneut einen Kreis um die deiner Meinung nach nun doch falsche Antwort und schreibe den Buchstaben der endgültig bevorzugten Lösung neben das betreffende Kästchen.

Für deine Notizen

Lösung (auf dem Antwortbogen):

A B C D E
0) ☐ ⊠ ☐ ⊠ ☐ (B)

TIPP

Beim Aufgabenteil *Konzentriertes und sorgfältiges Arbeiten* im EMS bringt eine Korrektur nichts, sondern kostet nur Zeit. Der Bogen wird maschinell gescannt und jede Markierung gewertet.

ACHTUNG

Aufgaben, bei denen mehr als eine Antwort angekreuzt wurde, gelten als nicht gelöst!

Offizielle Hinweise zur Testbearbeitung

https://else4.de/r22

Die offiziellen Hinweise der TMS-Koordinationsstelle zur Testbearbeitung sagen zusammengefasst Folgendes:

Der Test besteht aus drei Teilen und einer Mittagspause in der Reihenfolge: Teil A – Mittagspause – Lernteil – Teil B. Während der Mittagspause ist der Testraum zu verlassen. Einlass ist 15 Minuten vor Pausen-Ende.

Der Test besteht aus insgesamt acht verschiedenen Aufgabengruppen, wobei jeweils nur die von der Testaufsicht verkündete Aufgabengruppe bearbeitet werden darf. Die Aufgabengruppen sind auf verschiedenfarbiges Papier gedruckt, um zu erkennen, wenn Teilnehmende eine andere Aufgabengruppe bearbeiten als vorgesehen. I. d. R. befinden sich am Anfang jeder Aufgabengruppe die eher leichten Aufgaben, die dann bis zum Ende hin immer schwerer werden.

Das Testheft darf erst aufgeschlagen werden, wenn die Testleitung das Signal gibt. Fragen werden außer zu Druck- und Rechtschreibfehlern nicht beantwortet. Nur die Antwortbögen werden ausgewertet. Die Hinweise zur Korrektur gesetzter Kreuze sind zu beachten. Mehr als eine Antwort gilt als Fehler. Auf korrekte Stiftwahl ist zu achten.

Zu einer Verwarnung kommt es, wenn
- unerlaubte Hilfsmittel verwendet werden,
- das Testheft frühzeitig geöffnet wird,
- man im Testheft zu einer anderen Aufgabengruppe (egal ob eine bereits bearbeitetet oder noch ausstehende) springt,
- man mit anderen Testteilnehmenden kommuniziert,
- man nach Ende des ersten oder zweiten Testteils weiter Antworten auf dem Antwortbogen markiert,
- man sich während des Lernteils Notizen macht.

Zum sofortigen Ausschluss führt es, wenn
- nach einer einmaligen Verwarnung ein weiterer Verstoß erfolgt,
- versucht wird, Teile des Tests zu entwenden oder zu vervielfältigen,
- der Test unter falschem Namen bearbeitet wird.

Quelle: TMS Informationsbroschüre: http://cip.dmed.uni-heidelberg.de/tms-info/tms-info/fileadmin/pdf/informationsbroschuere_tms.pdf

KAPITEL

2 Zeitlicher Ablauf der Tests

Die Durchführung des TMS beansprucht einschließlich Registrierung, Einlass, Einführung, Mittagspause etc. etwa 8 bis 9 Stunden.

> TERMINE
>
> Die Registrierung ist ab 8:00 Uhr möglich, Einlass ist jedoch erst um ca. 9:30 Uhr. Nach der Einführung und Begrüßung beginnt der Test etwa um 10:00 Uhr und ist, einschließlich Mittagspause, wohl nicht vor 17:00 Uhr beendet (➤ Tab. 2.1). Der EMS ist ein wenig kürzer (➤ Tab. 2.2).

Tab. 2.1 Zeitlicher Ablauf des TMS

Aufgabengruppe	Aufgabenzahl	Zeitlicher Umfang gesamt und pro Aufgabe	Trainierbarkeit	„Blindgänger"
Muster zuordnen	24	30 Min. *(1:15 Min. pro Aufgabe)*	Sehr gut trainierbar	6
Med.-nat. Grundverständnis	24	60 Min. *(2:30 Min. pro Aufgabe)*	Mäßig trainierbar	6
Schlauchfiguren	24	15 Min. *(37,5 Sek. pro Aufgabe)*	Sehr gut trainierbar	6
Quantitative und formale Probleme	24	60 Min. *(2:30 Min. pro Aufgabe)*	Gut trainierbar	6
Erste Testhälfte	**116**	**165 Min.**		**24**
Einprägephase: Figuren lernen Fakten lernen	 20 L 15 L	4 Min. *(12 Sek. pro Lernphase)* 6 Min. *(24 Sek. pro Lernphase)*	Sehr gut trainierbar	
Textverständnis	24	60 Min. *(15 Min. pro Text)*	Mäßig trainierbar	6 (i. d. R. Text 2 oder 3)
Reproduktionsphase: Figuren lernen Fakten lernen	 20 20	 5 Min. 7 Min.		keine
Diagramme und Tabellen	24	60 Min. *(2:30 Min. pro Aufgabe)*	Mäßig trainierbar	6
Zweite Testhälfte	**88 (exkl. Lerneinheiten)**	**142 Min.**		**12**
Gesamttest (ohne Pausen)	204 (inkl. „Blindgänger")	307 Min. (ca. 5 Std.)		36

Für deine Notizen

Tab. 2.2 Zeitlicher Ablauf des EMS

Aufgabengruppe	Aufgabenzahl	Zeitlicher Umfang gesamt und pro Aufgabe	Trainierbarkeit
Muster zuordnen	20	18 Min. *(54 Sek. pro Aufgabe)*	Sehr gut trainierbar
Medizinisch-naturwissenschaftliches Grundverständnis	20	50 Min. *(2:30 Min. pro Aufgabe)*	Mäßig trainierbar
Schlauchfiguren	20	12 Min. *(36 Sek. pro Aufgabe)*	Sehr gut trainierbar
Quantitative und formale Probleme	20	50 Min. *(2:30 Min. pro Aufgabe)*	Gut trainierbar
Konzentriertes und sorgfältiges Arbeiten	1.600 Zeichen (entspricht 20 Aufgaben)	8 Min. *(12 Sek. pro Zeile)*	Sehr gut trainierbar
Erste Testhälfte	**100**	**138 Min.**	
Einprägephase: Figuren lernen Fakten lernen	 20 L 15 L	 4 Min. *(12 Sek. pro Lernphase)* 6 Min. *(24 Sek. pro Lernphase)*	 Sehr gut trainierbar
Textverständnis	18	45 Min. *(15 Min. pro Text)*	Mäßig trainierbar
Reproduktionsphase: Figuren lernen Fakten lernen	 20 20	 5 Min. 7 Min.	
Diagramme und Tabellen	20	50 Min. *(2:30 Min. pro Aufgabe)*	Mäßig trainierbar
Zweite Testhälfte	**78 (exkl. Lerneinheiten)**	**117 Min.**	
Gesamttest (ohne Pausen)	178	255 Min. (4 ¼ Std.)	

ACHTUNG

Bedingt durch die COVID-19-Pandemie wurden beim EMS in den Jahren 2020 und 2021 die Untertests Schlauchfiguren, Figuren lernen und Fakten lernen nicht geprüft. Zudem wurde der EMS ohne Mittagspause durchgeführt. Wie genau der nächste EMS stattfinden wird, bleibt abzuwarten. Wir empfehlen, dass du dich wenige Wochen vor dem Test nochmal zum jeweils aktuell geplanten Ablauf informierst.

2.1 Lohnende Pausen

Das menschliche Gehirn ist nicht in der Lage, sich mehrere Stunden am Stück maximal zu konzentrieren. Daher ist es wichtig, auf regelmäßige „lohnende Pausen" zu achten. Diese müssen nicht länger als 1 bis 4 Minuten dauern, du solltest sie aber möglichst alle 60 Minuten einbauen.

Tab. 2.3 Mögliche Zeitpunkte für Pausen

Pausen	Passender Zeitpunkt	Ziel der Pause
1. Pause	Am Ende der Aufgabengruppe *Med.-nat. Grundverständnis* (Nicht am Anfang der *Schlauchfiguren,* da die Zeit dort knapp bemessen ist!)	Sammeln neuer Energie und Konzentration für *Schlauchfiguren;* mentales Umstellen von Textbearbeitung auf räumliches Vorstellungsvermögen
2. Pause	Am Ende der Aufgabengruppe *Quantitative und formale Probleme* (Im EMS nicht am Anfang von *Konzentriertes und sorgfältiges Arbeiten,* da die Zeit dort sehr knapp bemessen ist!)	Sammeln neuer Energie und Konzentration für *Konzentriertes und sorgfältiges Arbeiten;* mentales Einstellen auf Schnelligkeit und Präzision bei der Bearbeitung; ggf. Einnahme von Traubenzucker
3. Pause	Am Ende der Aufgabengruppe *Textverständnis* (Nicht am Anfang der Reproduktionsphase des Lernteils, da die Zeit dort knapp bemessen ist!)	„Ablenkung" und Sammeln neuer Energie und Konzentration für die Reproduktion des Lernteils + Wiederholung der Fakten (vgl. Kapitel *Fakten lernen*)
4. Pause	In der Mitte der Aufgabengruppe *Diagramme und Tabellen*	Sammeln neuer Energie und Motivation für die letzte halbe Stunde des TMS/EMS; ggf. Einnahme von Traubenzucker

TIPP

Du solltest unsere Vorschläge unbedingt an dein individuelles Bedürfnis nach Pausen und an deine Konzentrationsfähigkeit anpassen.

KAPITEL

3 Der Testtag und seine Vorbereitung

In der Zeit unmittelbar vor und am Testtag selbst gibt es einiges zu beachten.

> TIPP
>
> Auch hier gilt es, die Empfehlungen und Tipps an den eigenen Bedarf und die eigenen Vorlieben anzupassen.

3.1 Die Wochen davor

Du solltest möglichst einige Wochen vor dem Test nur noch unter Zeitdruck, also mit Stoppuhr, üben, um die tatsächlichen Testbedingungen zu simulieren. Dadurch kannst du im Test selbst die Zeit besser einschätzen und bist gelassener.
Am besten führst du jetzt auch einmal einen ganzen TMS bzw. EMS durch, um einen Eindruck deines persönlichen Leistungsstandes zu erhalten und das weitere Üben darauf abstimmen zu können.

3.2 Die letzte Woche davor

Du solltest jetzt mit der Vorbereitung bereits fast fertig sein, um in der Woche vor dem Test noch einmal kleine Schwächen in Angriff zu nehmen.

> TIPP
>
> Sieben bis fünf Tage vor dem Testtermin solltest du keine Lerntests (*Figuren lernen, Fakten lernen*) mehr bearbeiten, da sonst die Gefahr besteht, am eigentlichen Testtag die dort präsentierten Aufgaben mit Vorwissen anderer Tests zu vermischen (sogenannte Interferenz).

Die Strategien und Assoziationstabellen (➢ Teil II) kannst du natürlich weiterhin durchgehen. Empfehlenswert ist ein gezieltes Trainieren der Ausdauer, indem z. B. mehrere ganze Aufgabengruppen oder ein ganzer Test am Stück absolviert werden.
Außerdem ist jetzt ein regelmäßiger Schlafrhythmus wichtig, um den zirkadianen Rhythmus auf den Prüfungstag einzustellen und um dort vollkommen ausgeschlafen zu sein.

> TIPP
>
> Du wirst den TMS bzw. EMS vermutlich in einer großen Halle mit hunderten Mitstreitenden absolvieren. Dies kann u. U. ein psychologisches Hindernis darstellen, wenn man sich lediglich im eigenen, ruhigen und gemütlichen Zimmer vorbereitet hat. Die Situation ist ungewohnt, und ein gewisser, wenn auch niedriger Geräuschpegel ist bei den hohen Teilnehmerzahlen zu erwarten. Es ist daher sinnvoll, sich durch eine Änderung der Umgebung auf eine derartige Situation einzustellen. Hierzu kannst du z. B. den Raum wechseln oder dich im Lesesaal einer Bibliothek vorbereiten. Auch kann es helfen, den Testort vorab zu „googlen“ und sich Bilder anzusehen. Im Voraus Überraschungen zu beseitigen hilft, sich am Testtag nur auf das Wesentliche zu konzentrieren: den Test.

Für deine Notizen

3.3 Am Tag davor

Am letzten Tag vor dem Testtermin sollten folgende Ziele verfolgt werden:

Auf den Test einstimmen und Motivation sammeln

- Nach der intensiven Vorbereitung steht der Testtag nun unmittelbar vor der Tür. Du kennst nun alle Strategien und Tricks, um die Tücken, die im TMS und EMS stecken, geschickt zu umgehen und dich damit von den übrigen Teilnehmenden abzugrenzen.
- Das intensive Bearbeiten weiterer Aufgaben ist am Vortag wenig empfehlenswert. Es kann aber sinnvoll sein, alle Aufgabengruppen noch einmal locker durchzugehen und sich in Erinnerung zu rufen, worauf es bei der jeweiligen Aufgabengruppe ankommt bzw. worauf du speziell achten solltest.
- Sammle deine Gedanken und stelle dich auf den Testtag ein. Hierbei können auch Meditation und Atemtraining helfen.

Stress vermeiden

- Es versteht sich von selbst, dass man den Morgen des Testtages möglichst stressfrei verbringen möchte. Sinnvoll ist daher, sich alle benötigten **Unterlagen und Utensilien** bereits am Vortag zurechtzulegen.

INFO

Hier eine Liste an Materialien, die du für den TMS mitbringen solltest/darfst bzw. nicht darfst:

- Was musst du *auf jeden Fall* mitbringen?
  - Die Einladung (auf dieser darf nichts notiert werden, weder vor dem Test noch währenddessen)
  - Bei minderjährigen Teilnehmenden zusätzlich eine Einverständniserklärung des/r gesetzlichen Vertreter(s)
  - Ein gültiger amtlicher Lichtbildausweis (also ein Personalausweis, Reisepass oder Führerschein; der Ausweis muss während der gesamten Testdurchführung am Arbeitsplatz liegen)
  - Zwei Bleistifte (Härtegrade HD, B, 2B) und ein Radiergummi; vor Ort werden keine Stifte zu Verfügung gestellt
  - Aktuell zudem eine Mund-Nasen-Bedeckung sowie eine schriftliche Selbsterklärung zum aktuellen Gesundheitszustand (bitte aktuelle Regelungen beachten!)
- Was *darfst* du außerdem in den Testraum mitnehmen?
  - Markierstifte, Buntstifte (nicht zum Ankreuzen im Antwortbogen!)
  - Verpflegung (Essen und Getränke)
  - Bleistiftspitzer
  - Durchsichtige Dosen oder Beutel
  - Geldbörse, Medikamente, Taschentücher
  - Stoppuhren, Wecker etc. (ohne Ticken, Blinken, Tonalarm und Taschenrechner-Funktion)
  - Für Innenräume angemessene Kleidung sowie Kopfbedeckungen und Kleidungstücke, die aus religiösen Gründen getragen werden
  - Desinfektionstücher, Desinfektionsmittel
  - Alle erlaubten Gegenstände dürfen nur in vollständig durchsichtigen Dosen oder Beuteln transportiert werden. Diese Behältnisse musst du selbst mitbringen.
- Was darfst du *auf keinen Fall* in den Testraum mitnehmen?
  - Armbanduhren
  - Mütze, Jacken, Mäntel (dafür gibt es eine extra Garderobe)
  - Taschen, Rucksäcke, Koffer, Schirme
  - Kugelschreiber, Bleistifte
  - Papier (leer und beschrieben), Bücher etc.
  - Lineale, Geodreiecke
  - Schreibmäppchen
  - Brillenetui
  - Handy, MP3-Player, Taschenrechner, Laptop, Smartwatch etc.
  - Kameras jeder Art
  - Undurchsichtige Beutel und Dosen
  - Ohrenstöpsel (Ohropax etc.)
  - Zigaretten, Zigarren
  - Alle anderen nicht erlaubten Hilfsmittel

ACHTUNG

Details wie zugelassene Stifte, Uhren u.ä. ändern sich häufig. Wir empfehlen, dass du dich kurz vor dem Testtag auf den offiziellen Internetseiten nochmals informierst. Beim TMS sind aktuell nur Bleistifte zur Bearbeitung zugelassen. Kugelschreiber sind nicht erlaubt. Auch beim EMS dürfen lediglich Bleistifte verwendet werden; lediglich zur Bearbeitung von *Konzentriertes und sorgfältiges Arbeiten* sind Fineliner zugelassen. Armbanduhren sind sowohl beim TMS als auch EMS verboten. Beim TMS darfst du hingegen einen Digitalwecker ohne Alarmfunktion verwenden. Beim EMS sind auch diese verboten, jedoch wird die Uhrzeit im Testraum auf zentralen Uhren angezeigt.

- Spätestens jetzt sollte man sich über die genaue Anreise informieren. Je nachdem, wo sich der Test-Ort befindet, muss eine entsprechend lange Anfahrtszeit eingeplant werden. Falls nötig, solltest du dir auch über eine Übernachtung Gedanken machen.
- Auch die angemessene **Verpflegung** sollte gut geplant sein. Besorge dir die Zutaten für ein ausgewogenes Frühstück, bereite dir einen Imbiss für das Mittagessen vor, den du gut transportieren kannst, und lege dir kohlenhydratreiche Snacks bereit, wie z. B. Müsli-Riegel und Dextrose, die während des Tests Energie liefern können.

Ausgeschlafen sein

- Der TMS bzw. EMS ist ein Stress- und Belastungstest, der sich insgesamt über etwa 8 bis 9 Stunden erstreckt. Ausgeschlafen zu sein ist dabei entscheidend.

3.4 Der Testtag selbst

Frühstück

Das Thema Energieversorgung ist beim TMS bzw. EMS von besonderer Bedeutung.
Obst ist zwar gesund und wichtig, liefert aber nur für relativ kurze Zeit Energie. Die Energieversorgung des Gehirns läuft primär über Glukose und Sauerstoff, weshalb man zusätzlich auch auf langkettige Kohlenhydrate, wie sie zum Beispiel in Vollkornbrot oder Haferflocken enthalten sind, zurückgreifen sollte.

Anreise und Einlass

Je nachdem, wo sich der Test-Ort befindet, muss eine entsprechend lange Anfahrtszeit eingeplant werden. Der Testherausgeber empfiehlt, sich um 8 Uhr morgens im Testgelände einzufinden. Da der Einlass in den Testraum erst gegen 9:00/9:30 Uhr ist und die Registrierung im Regelfall nur rund 15 Minuten in Anspruch nimmt, ist auch eine spätere Anreise ausreichend. Spätestens gegen 8:45 Uhr sollte man jedoch am Test-Ort ankommen.

ACHTUNG

Eine verspätete Registrierung wird nicht gestattet.

Am Test-Ort angekommen, solltest du dich unbedingt zuerst registrieren. Dazu benötigst du einen gültigen, originalen, amtlichen Lichtbildausweis (Personalausweis, Reisepass) und den Ausdruck deiner Einladung mit der Test-ID. Nur wer sich ausweisen kann und eine persönliche Einladung vorlegt, darf den Testraum betreten. Eltern und andere Begleitpersonen haben keinen Zugang zu den Testräumen.
Bis alle Teilnehmenden registriert sind, vergeht immer etwas Zeit.

Der Test

Nachdem du Platz genommen hast, folgt die Begrüßung, die vermutlich keine Informationen enthält, die du nicht schon aus diesen Vorbereitungsskripten kennst. du kannst die Zeit also auch für Konzentrationsübungen o. ä. nutzen.
Eventuell wird der Testleiter dich (bzw. euch Teilnehmenden) einladen, an einer freiwilligen wissenschaftlichen Begleituntersuchung teilzunehmen. Die Beantwortung erfolgt vorab und hat keinen Einfluss auf das Testergebnis, die Zeit kann also anderweitig genutzt werden.
Nachdem der Testleiter den Startschuss gegeben hat, werden die Unterlagen ausgeteilt. Im Allgemeinen werden die Unterlagen des Vormittagsteils komplett ausgegeben und vor der Mittagspause wieder eingesammelt. Nach der Mittagspause werden die Unterlagen für den Nachmittagsteil ausgegeben und am Ende wieder komplett eingesammelt.

Mittagspause

In der Mittagspause ist es empfehlenswert, etwas zu essen, selbst wenn du keinen großen Hunger hast. Achte unbedingt darauf, dass die **Mahlzeit** nicht zu sehr füllt, da sich sonst ein großer Teil deines Blutes im Verdauungstrakt ansammelt und folglich im Gehirn fehlt; Müdigkeit ist die Folge.

> TIPP
>
> Ein früherer Testteilnehmer schlägt z. B. Folgendes vor: „Ich habe mir am Vortag abends Milchreis mit Himbeeren gekocht und Guarana-Pastillen mitgenommen, um Müdigkeit sicherheitshalber vorzubeugen". Alternativ kannst du auch einen Nudelsalat zubereiten, ein Bircher-Müsli mit Obst o. ä.

Auch die Augen zu schließen und sich etwas **auszuruhen** kann hilfreich sein. Am Ende der Mittagspause solltest du jedoch wieder vollkommen wach und einsatzbereit sein. Sinnvoll ist es, einen Teil der Pause für Lockerungsübungen oder einen kurzen Spaziergang zu nutzen, um den Kreislauf wieder in Bewegung zu bringen.

> TIPP
>
> Wir empfehlen, sich in der Mittagspause von den anderen Testteilnehmenden fernzuhalten. Bewusst oder unbewusst lässt man sich von Gesprächen und Aussagen anderer beeinflussen und konzentriert sich weniger auf den eigenen Test.

Weitere Tipps und Hinweise

Kurze Pausen Es ist wissenschaftlich erwiesen, dass sich der Mensch nur etwa eine Stunde in vollem Maße konzentrieren kann. Es ist daher ratsam, etwa im 60-Minuten-Takt eine kurze lohnende Pause von wenigen Minuten einzulegen (s. o.). Alles andere führt zum Leistungsabfall. In dieser Zeit solltest du bewusst Abwechslung zu den Testaufgaben schaffen. Verschiedene Bewegungsübungen sind sinnvoll, wie eine Lockerung der Arme und Hände, um die Muskeln zu entspannen und den Teil des Gehirns, der für Konzentration und analytisches Denken zuständig ist, zu entlasten (➤ Kap. 1.2).
Du kannst auch eine Kleinigkeit essen oder trinken.

> ACHTUNG
>
> Regelmäßige Flüssigkeitszufuhr ist sehr wichtig. Jedoch solltest du vermeiden, während des Tests auf die Toilette gehen zu müssen, da dies viel Zeit kostet und die Konzentration behindern kann.

Einnahme von Traubenzucker Wie erwähnt, ist eine regelmäßige Nahrungsaufnahme wichtig und notwendig. Manche setzen auch auf Dextrose/Traubenzucker. Hierbei ist jedoch Folgendes zu beachten: Dextrose oder ähnliche Produkte sollen durch Erhöhung des Blutzuckerspiegels die Energieversorgung des Gehirns und damit die Konzentration steigern (man spricht hier auch von einem *peak*). Sinkt der Blutzuckerspiegel in der Folge wieder ab, kann aber ein kurzfristiges Konzentrationstief (sogenannter *crash*) die Folge sein. Wenn du also einmal angefangen hast, Dextrose einzunehmen, solltest du die Zufuhr regelmäßig erhöhen. Es ist daher ratsam, nur kurz vor dem jeweils letzten Test am Vormittag und am Nachmittag ein bis zwei Täfelchen zu sich zu nehmen, da hierauf die Pause bzw. das Testende folgen.

Ruhe bewahren Es kann sein, dass manche Aufgabengruppen etwas zäh laufen. Bewahre dennoch Ruhe. In den allermeisten Fällen geht es deinen Mitstreitenden genauso wie dir. Das Testergebnis richtet sich ausschließlich nach der Leistung aller anderen Teilnehmenden, die mit den gleichen Aufgaben konfrontiert sind und daher vermutlich schlechter abschneiden. Ein Testteilnehmer berichtete uns: „Mein Konzentrationstest war damals recht schwer, weshalb ich nur rund 30 statt 40 Reihen geschafft habe. Überraschenderweise habe ich dennoch die vollen 20 Punkte erreicht."

> TIPP
>
> Ziel muss sein, situations*un*abhängig immer die maximale Leistung zu erreichen.

KAPITEL

4 Die eigene Leistungsfähigkeit steigern

Der Wert einer gesunden und ausgewogenen Ernährung für die geistige und körperliche Leistungsfähigkeit ist wissenschaftlich zweifelsfrei belegt. Hinzu kommen Nahrungsmittel und Produkte, die damit werben, die Konzentration und Leistungsfähigkeit zusätzlich zu erhöhen. Da wir dich umfangreich auf TMS bzw. EMS vorbereiten möchten, wollen wir auch auf dieses Thema eingehen.

ACHTUNG

Wir wollen keine Vorgehensweise empfehlen und für keine Produkte werben. Es soll lediglich erklärt werden, welche Stoffe existieren und wie diese normalerweise wirken. Von etwaigen Kaufentscheidungen distanzieren wir uns ausdrücklich und können dafür auch keine Verantwortung übernehmen.

4.1 Dextrose und andere Traubenzucker

Das Gehirn bezieht seine Energie v. a. aus dem Abbau von Glukose. Da das Gehirn jedoch kontinuierlich Energie benötigt und nicht nur nach glukosereichen Mahlzeiten, vermag der Körper den Blutzuckerspiegel selbst über lange Zeit konstant zu halten. Dennoch kann durch zusätzliche Aufnahme von Glukose, z. B. in Form von Traubenzucker, der Blutzuckerspiegel erhöht werden und damit auch dem Gehirn mehr Glukose und damit Energie zugefügt werden. Auch wenn das Stoffwechselsystem bei jedem Menschen etwas unterschiedlich ist, ist davon auszugehen, dass Traubenzucker angesichts des enormen Leistungsbedarfs des Gehirns während des TMS tatsächlich geringe positive Effekte hat. Jedoch ist Vorsicht geboten, da auf einen schnellen Anstieg des Blutzuckerspiegels (auch „peak" genannt) auch ein schnelles Absinken folgen kann (auch „crash" genannt). Die Folge ist sinkende Konzentration. Es ist also ratsam, nur kurz vor dem jeweils letzten Test am Vormittag und am Nachmittag ein bis zwei Täfelchen zu sich zu nehmen, da hierauf die Pause bzw. das Testende folgen. Die Konzentrationsfähigkeit spielt dann jeweils keine Rolle mehr.

ACHTUNG

Einmal angefangen, sollte die Traubenzuckerdosis etwa alle 15–20 Minuten erhöht werden.

4.2 Kaffee, Energydrinks, Guarana

Koffeinhaltige Getränke versprechen Wachheit und Konzentrationsfähigkeit. Zu beachten ist jedoch, dass insbesondere bei Schlafmangel auch ein gegenteiliger Effekt, nämlich Müdigkeit auftreten kann. Bei Überdosierung können auch Nervosität, Schwitzen und Einschlafprobleme die Folge sein. Insbesondere bei der Vorbereitung auf den Test solltest du daher auf keinen Fall nach 15 Uhr noch Koffein zu dir nehmen. Kaffee und Energydrinks wirken zudem harntreibend, was bei der Bearbeitung des Medizinertests kontraproduktiv ist. Guarana (z. B. in Pulverform) ist dafür bekannt, den Energiespiegel länger konstant zu halten. Jedoch wirkt auch Guarana harntreibend.

Ziehst du in Erwägung, auf solche Mittel zurückzugreifen, solltest du sie vorab einmal ausprobiert haben, um die passende Dosierung zu ermitteln. Nicht zuletzt ist auch wichtig, was dir am besten schmeckt.

4.3 Vitamin C

Ascorbinsäure (Vitamin C) hat in etwas höherer Dosierung (ca. 3–5 Gramm) eine leicht wachmachende Wirkung und könnte somit in gewissem Maße leistungssteigernd wirken. Ein gesunder, ausreichend langer Schlaf ist in der Hinsicht jedoch sicherlich effektiver und der Effekt von Vitamin C ist vermutlich zu vernachlässigen.

4.4 Lecithin

Lecithin kann nach längerfristiger Einnahme die Gedächtnisleistung um einige Prozentpunkte erhöhen. Jedoch war dieser Effekt insbesondere bei älteren oder sogar demenzkranken Menschen zu beobachten. Zudem ist fraglich, ob beim Medizinertest eine solche Gedächtnisleistung überhaupt notwendig ist.

4.5 Medikamente gegen Prüfungsangst

Etwas Prüfungsangst und Nervosität sind vor einem so wichtigen Test wie dem TMS bzw. EMS völlig normal und in gewissem Maße auch leistungssteigernd, da Adrenalin Wachheit und Konzentration fördert. Andererseits kann zu große Nervosität auch zu Blackouts, erhöhter Darm- und Blasentätigkeit, Schweißausbrüchen, Zittern etc. führen, was den Erfolg mindern kann.
Das sogenannte Yerkes-Dodson-Gesetz beschreibt den Zusammenhang zwischen Erregungszustand und Leistungsfähigkeit. Sowohl zu geringe Erregung als auch zu hohe Erregung mindern die Leistung. Ziel ist daher eine mittlere Erregung (d. h. keine Angst oder starke Nervosität, aber ein gesundes Maß an Respekt und Ehrgeiz).
In schweren Fällen sollte man sich mit einem Arzt über dieses Thema unterhalten. Eigenständig sollte die Einnahme von Medikamenten jedoch unbedingt vermieden werden. So können Betablocker zwar die Bindung der Stresshormone Adrenalin und Noradrenalin an die entsprechenden Rezeptoren des Herz-Kreislauf-Systems verhindern. Eine Überdosierung führt jedoch zu starker Müdigkeit.

> ACHTUNG
>
> Auf Beruhigungsmittel sollte ansonsten verzichtet werden, da sie konzentrationshemmend wirken können.

> TIPP
>
> Nichts hilft besser als ein *gesunder Schlaf und eine ausgewogene Ernährung.* Ausgeschlafen kann man sich in jedem Fall besser konzentrieren und es fällt leichter, Leistungen abzurufen. Und die richtige Ernährung sorgt für einen konstant hohen Energiespiegel und ist damit ebenso wichtig.

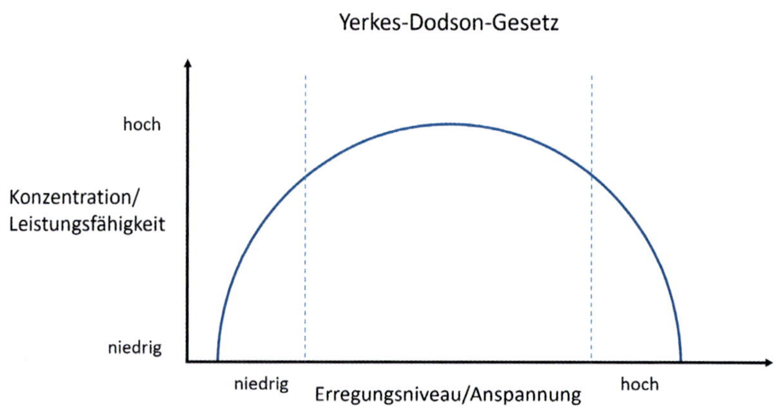

KAPITEL

5 Der Medizinertest als Chance

„Nichts ist besonders schwer, wenn man es in kleine Aufgaben unterteilt.“

[Henry Ford]

„Das Übel, das uns trifft, ist selten oder nie so schlimm, als das, welches wir befürchten.“

[Friedrich Schiller]

„Das Schwierigste am Medizinstudium ist doch, überhaupt einen Platz zu bekommen.“ *[Zitat des Dekans bei einer Einführungsveranstaltung in München]*
Denn auch wenn vor der Approbation noch 12–13 Semester Regelstudienzeit und drei Staatsexamen stehen, ist ein Medizinstudienplatz tatsächlich einer der begehrtesten Studienplätze überhaupt.

Wie du vielleicht schon weißt, gibt es bei der Bewerbung für ein Medizinstudium in Deutschland via *hochschulstart* drei Möglichkeiten. 30 % der verfügbaren Studienplätze werden über die ABQ direkt vergeben. Weitere 10 % werden an jene vergeben, die besonders „geeignet“ sind, d. h. im Medizinertest besonders gut waren (ZEQ). 60 % der Plätze werden über die AdH selbst vergeben. Du kannst dich dabei für jede der drei Quoten bewerben.

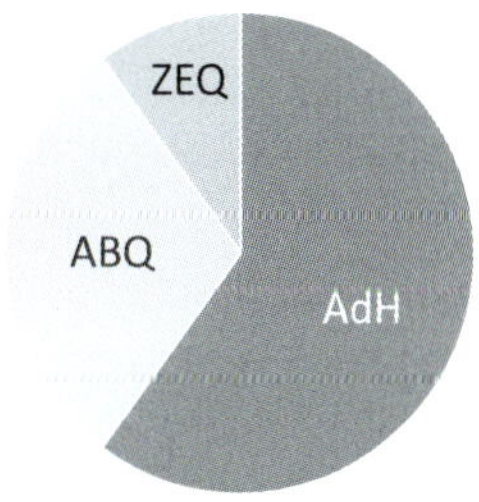

Um in Deutschland im Jahr 2018 direkt über die Abiturbestenquote einen Studienplatz zu erhalten, waren fast in ganz Deutschland Abiturschnitte von 1,0 notwendig. Ausnahmen stellten nur Niedersachen und Schleswig-Holstein dar, wo die Schnitte bei 1,1 lagen. Nach den Anpassungen der Zulassungskriterien mit einer Ausweitung der ABQ sind die Schnitte auf 1,1 gefallen.
Das sind hohe Hürden, der TMS bzw. EMS bietet jedoch eine erstklassige Möglichkeit, diese zu umgehen. Denn das Prüfungsergebnis findet Eingang in die Eignungsquote sowie die Auswahlverfahren der Hochschulen, über die zusammen 70 % der Studienplätze vergeben werden.
So schwer der TMS und der EMS sind, so eindeutig und standardisiert sind sie auch. Die Aufgaben durchlaufen ein strenges Verfahren und sind innerhalb der Aufgabengruppen präzise nach der statistischen Schwierigkeit geordnet. Bei adäquater Vorbereitung kann einen daher im Grunde nichts mehr überraschen. Selbst eine maximale Verbesserung ist damit alles andere als unrealistisch. Intensives Einüben der Strategien jeder einzelnen Aufgabengruppe für wenige Stunden täglich schaffen Routine, sodass du auf deine Fähigkeiten vertrauen solltest.

TIPP

Unser Lernplan und die Skripten zu den einzelnen Aufgabengruppen unterstützen dich bei Planung und Vorbereitung.

Vor den Mühen der Vorbereitung darf man jedoch nicht zurückschrecken – sie sind der Preis dafür, dass man die nächsten sechs bis sieben Jahre das Fach studieren darf, das es später erlaubt, Menschen zu heilen.
Während des Studiums eignet man sich einen unglaublich breiten Wissensschatz an und lernt den Körper, dessen Aufbau, dessen Funktionen sowie Fehlfunktionen im Detail kennen. Das Medizinstudium verbindet damit das praktische Hilfeleisten mit einer breiten wissenschaftlichen Ausbildung.

TIPP

Es lohnt sich daher, die Chance, die TMS und EMS bieten, ernst zu nehmen. Dies wird womöglich nicht immer einfach fallen, aber Systematik und Ausdauer führen dazu, dass die Aufgaben des TMS bzw. EMS routiniert bearbeitet werden können. Wir helfen euch gerne dabei.

Teil II: Die Aufgabengruppen

Für deine Notizen

Trainingsplan

Der optimale Trainingsplan hängt von Faktoren ab wie der Zeit bis zum Testtag, der zu Verfügung stehenden Zeit pro Tag/pro Woche, dem angestrebten Testergebnis, sowie nicht zuletzt dem individuellen Talent für jede der Aufgabengruppen. Deshalb ist es schwierig einen pauschal sinnvollen Trainingsplan zu empfehlen. Der folgende Trainingsplan (➤ Tab. 1) kann dir aber als Orientierung dienen, er dürfte unseres Erachtens geeignet sein für eine Person, die sechs Wochen lang täglich zwei bis drei Stunden parallel zur Schulzeit/Abiturvorbereitung auf den TMS bzw. EMS üben möchte und einen Prozentrang von 85 anstrebt. Bitte beachte auch die danebenstehenden Tipps und Hinweise.

Tab. 1 Trainingsplan

Aufgabengruppe	Übungshäufigkeit	Hinweise
Muster zuordnen	2–3 halbe Sets pro Woche	Zu Beginn 1 Set ohne Zeitlimit, um die Strategien zu erlernen; danach nur noch mit regulärem Zeitlimit.
Medizinisch-naturwissenschaftliches Grundverständnis	2–3 halbe Sets pro Woche	Auf passenden Umgang mit Fachbegriffen achten; alle geeigneten Bearbeitungstechniken ausprobieren.
Schlauchfiguren	1–2 Sets pro Woche	Falls alle Aufgaben gelöst wurden, kann das Blatt gedreht und damit weiter geübt werden; auch kann die Schwierigkeit weiter erhöht werden, indem man eine matte Folie, z. B. von einem Schnellhefter, über die Aufgaben legt.
Quantitative und formale Probleme	3–6 Aufgaben täglich	Einheiten umrechnen, schriftliches Addieren, Kopfrechnen üben; Strategien für „Standardaufgaben" üben.
Konzentriertes und sorgfältiges Arbeiten	1 Test täglich	Immer unter Zeitdruck arbeiten.
Figuren lernen/Fakten lernen	2 Sets pro Woche	Zu Beginn 1–2 Sets ohne Zeitlimit, um die Strategien zu erlernen; danach nur noch mit regulärem Zeitlimit; auch gezielt Assoziationen lernen; Pausentage zwischen den Übungseinheiten einlegen, da sonst Vermischung der Informationen; 4 Tage vor dem TMS/EMS nicht mehr üben!
Textverständnis	2–3 Texte pro Woche	Auf passenden Umgang mit Fachbegriffen achten; alle geeigneten Bearbeitungstechniken ausprobieren.
Diagramme und Tabellen	2 halbe Sets pro Woche	Zu Beginn 1–2 Sets ohne Zeitlimit, um Tücken und Fallen zu entdecken und zu hinterfragen.

KAPITEL

6 Aufgabengruppe *Muster zuordnen*

TMS	24 Aufgaben, 4 Einstreuaufgaben, 30 Minuten
EMS	20 Aufgaben, 18 Minuten

Aufgabenart

Beim *Muster zuordnen* sollen Ausschnitte in komplexen Bildern wiedererkannt werden. Dazu werden pro Aufgabe je ein großes Bild als Muster und fünf kleinere Bilder als Musterausschnitte präsentiert. Ziel ist es, herauszufinden, welcher der fünf vorgegebenen Ausschnitte (A) bis (E) eine Stelle des Musters unverändert und deckungsgleich darstellt. Der richtige Ausschnitt darf weder im Maßstab, im Detail, in seiner Deckungsgleichheit o. ä. abweichen.

Im Regelfall sind also in vier der fünf Bilder Fehler eingebaut. Bei der Bearbeitung wird versucht, diese Fehler zu entdecken. Sollte kein Fehler auffindbar sein, wird dieses Bild als fehlerlos angesehen.

Beispiel:

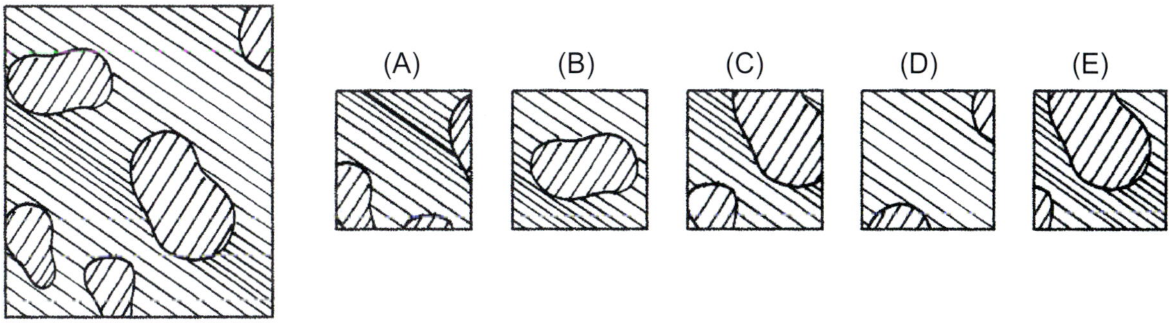

Diese Aufgabengruppe ist gut mittelfristig trainierbar. Um den gesuchten Musterausschnitt möglichst schnell zu erkennen, gibt es eine Strategie, die eine stringente und sorgfältige Bearbeitung ermöglicht.

Strategie

Schritt 1 Zunächst werden alle fünf Bilder mittels eines „globalen Blicks" überprüft. So lassen sich grobe Fehler sowie Abweichungen in der Deckungsgleichheit innerhalb von sehr kurzer Zeit ausfindig machen, sodass du möglicherweise bereits Bilder ausschließen kannst. Länger als 10 Sekunden sollte man für den globalen Blick jedoch nicht verwenden. Im obigen Beispiel lässt sich schon nach wenigen Sekunden Bild (A) ausschließen, da der dicke schwarze Balken ganz offensichtlich zusätzlich eingefügt wurde.

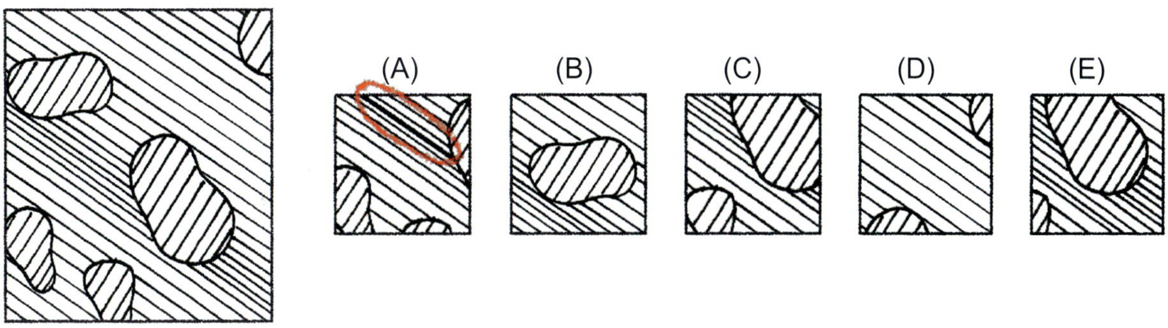

Für deine Notizen

Schritt 2 Im zweiten Schritt erfolgt die Prüfung auf Deckungsgleichheit. Hierbei prüft man zunächst, ob die Randbereiche der Bildausschnitte auch im Musterbild enthalten sind. Im Anschluss prüft man, ob keiner der Bildausschnitte vergrößert oder verkleinert wurde. Auch hierbei muss nicht auf minimale Details geachtet werden. Durch Vergleich der Randbereiche lässt sich Bild (B) ausschließen, da es über den Bereich des Musterausschnittes hinaus geht.

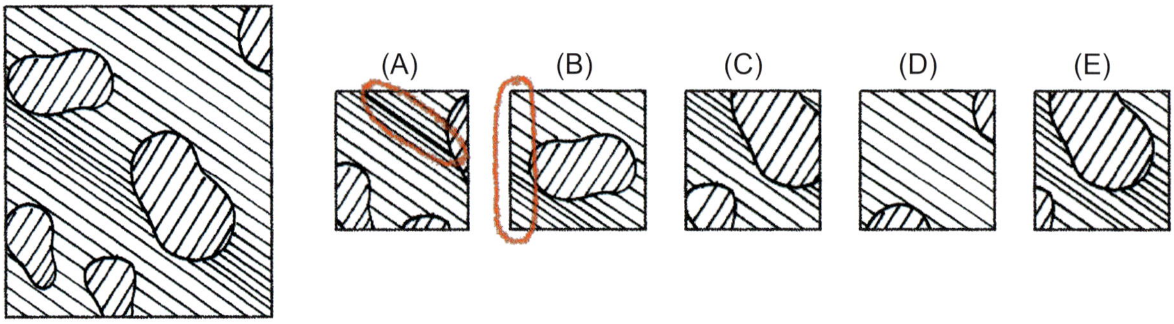

Schritt 3 Nun folgt die Detail-Analyse. Dazu wählst du nach Möglichkeit zunächst das einfachste bzw. auffälligste Muster aus und überprüfst es genauer. Man sollte unbedingt darauf achten, bei der Detail-Analyse nicht die Orientierung im Musterbild zu verlieren. Dabei können Stifte helfen. Bei der Fehlersuche ist es hilfreich, von sog. Ankerpunkten, also auffälligen Punkten, auszugehen. Die Fehler sind manchmal offensichtlicher als man denkt. Da es nicht möglich ist, jeden einzelnen der Testbögen auf Mikrometer präzise zu drucken, sind winzige Verschiedenheiten zu ignorieren. Sie sind lediglich Konsequenz ungenauer Drucke. Die tatsächlichen Fehler müssen einwandfrei zu erkennen sein. Schritt 3 wird so lange angewendet, bis du auf ein Bild triffst, in dem du keinen Fehler mehr finden kannst.
Bei der Detail-Analyse fällt auf, dass in dem runden Objekt unten links in Bild (C) ein Strich fehlt. Bei Bild (D) ist kein Fehler zu finden. Da man bereits drei der vier Fehler identifiziert hat, sollte man sich überlegen, ob zur Kontrolle auch noch Bild (E) betrachtet werden soll. Schließlich herrscht Zeitdruck. Bei (E) wäre jedoch zu finden, dass eine weitere Linie eingefügt wurde.

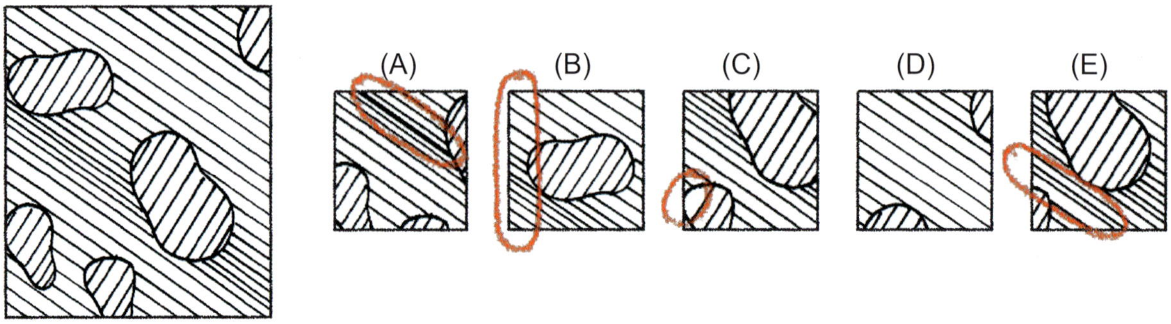

In diesem Beispiel wäre (D) korrekt.

Schritt 4 Damit ist die richtige Antwort gefunden. Im letzten Schritt darfst du nicht vergessen, die Lösung auch im Antwortbogen zu markieren.

> ACHTUNG
>
> Den Eintrag in den Antwortbogen sollte man sofort machen, da nach Ablauf der Zeit nicht mehr zurückgeblättert werden darf. Gleichzeitig reduziert sich dadurch das Risiko, dass sich beim Übertragen der Antworten auf den Antwortbogen Fehler einschleichen.

Sollte man in zwei Bildern keinen Fehler finden können, ist es hilfreich, diese Aufgabe zu markieren und später wieder zu dieser zurückzukehren. Da man sich dem Problem dann aufs Neue zuwendet, fällt der Fehler meist schneller auf.

Für deine Notizen

TIPP

Direkt bei der ersten Testaufgabe wird man enorm unter Zeitdruck gesetzt. Du hast für jede Aufgabe im Schnitt ca. 75 Sekunden, d. h. für jeden Bildausschnitt gerade mal 15 Sekunden Zeit! Das reicht oft nicht aus. Dennoch lassen sich mit Übung und Anwendung der oben genannten Strategien die meisten der Aufgaben in der Zeit lösen. Wenn eine Handvoll übrigbleibt, ist das auch nicht schlimm, denn den anderen Teilnehmenden geht es genauso wie dir. Entscheidend ist, sich nicht einschüchtern zu lassen und den Aufgaben motiviert zu begegnen.

KAPITEL

7 Aufgabengruppe *Medizinisch-naturwissenschaftliches Grundverständnis*

TMS	24 Aufgaben, 4 Einstreuaufgaben, 60 Minuten
EMS	20 Aufgaben, 50 Minuten

Aufgabenart

Beim Aufgabenteil *Medizinisch-naturwissenschaftliches Grundverständnis* wird, genau wie beim *Textverständnis* auch (➢ Kap. 11), der schnelle und genaue Umgang mit naturwissenschaftlichen Texten gefordert. Anders als beim Textverständnis, wo es beim TMS vier bzw. beim EMS drei recht lange Texte gibt, gibt es hier jedoch 24 bzw. 20 eher kurze Texte, zu denen auch jeweils nur eine Frage gestellt wird.

Die Aufgabenstellungen erfolgen in zwei Varianten:

- Aus fünf Aussagen ist die einzig korrekte auszuwählen.
- Es ist eine Kombination aus drei oder vier präsentierten Aussagen zum Text zu erkennen.

Beispiele:

Welche Aussage kann aus dem Text abgeleitet werden?

A) Die Tubercula lingualia lateralia gehen aus dem Mandibularbogen hervor.
B) Die Tubercula lingualia lateralia bilden die hinteren zwei Dritte der Zunge.
C) Aus den Schlundbögen entwickelt sich der Großteil des Kehlkopfes.
D) Die Zunge wird durch zwei Nerven innerviert.
E) Die Schilddrüsenanlage wandert vom Hals durch das Foramen caecum zu den Schlundbögen.

Welche der folgenden Aussagen lässt sich bzw. lassen sich aus den Inhalten des Textes ableiten?

I. Der Text unterscheidet zwei Mechanismen viraler Endozytose.
II. Ohne Adsorption erfolgt keine Endozytose der Viren.
III. Behüllte Viren besitzen ein Capsid als Hülle.
IV. Es wird nicht immer das gesamte Virus in die Wirtszelle aufgenommen.

F) Aussagen I, II und IV.
G) Aussagen I, II und III.
H) Aussagen I und II.
I) Aussagen III und IV.
J) Jede der Aussagen.

Auch wenn es anfangs aufgrund des vielen Textes nicht so scheint, ist die zweite Variante zu bevorzugen. Hier müssen lediglich drei oder vier Aussagen auf ihre Richtigkeit hin überprüft werden. Das sind bis zu zwei Aussagen weniger. Oftmals fällt die Beantwortung auch zusätzlich leicht, wenn sich Antworten widersprechen.

Über die Anordnung der Einstreuaufgaben lassen sich leider kaum Aussagen treffen. Höchstwahrscheinlich ist es nicht die erste und nicht die letzte Aufgabe, aber dafür können wir nicht garantieren.

Die Texte handeln, dem Namen entsprechend, immer von Sachverhalten aus der Medizin bzw. anderen Naturwissenschaften. Mögliche Inhalte sind u.a. das Herz-Kreislauf-System und Blut, Hormone, Stoffwechselvorgänge, Nerven, Organe und chemische Reaktionen.

Für deine Notizen

TIPP

Beim *Medizinisch-naturwissenschaftlichen Grundverständnis* lassen sich eher mittelfristig Erfolge und Leistungssteigerungen erzielen. Fang daher früh genug zum Üben an!

Du wirst dabei v. a. die Fähigkeit entwickeln, schneller und souveräner mit komplizierten Formulierungen und Begrifflichkeiten umzugehen.

Strategie

Die Aufgabentexte behandeln üblicherweise Inhalte des Medizinstudiums und gehen damit über das Schulwissen meist weit hinaus. Bei der Bearbeitung des Aufgabenteils wirst du also sicherlich auf Themen und Begrifflichkeiten stoßen, mit denen du noch nicht vertraut bist.

INFO

Vorwissen wird im TMS und EMS nicht vorausgesetzt. Alle Fragen sind nur auf Basis der Texte zu beantworten.

Es bietet sich aber an, mit den Texten zu beginnen, in denen möglichst wenig Unbekanntes vorkommt oder die einen besonders interessieren.

Schritt 1 Im ersten Schritt sollte man sich einen allgemeinen Überblick über die vorkommenden Texte verschaffen. Dies sollte jedoch nicht mehr als 1–2 Minuten in Anspruch nehmen.

Schritt 2 Es folgt die Auswahl eines Textes. Noch bevor dieser im Detail gelesen wird, ist es hilfreich, die Aufgabenstellung zu betrachten. Hier lohnt es sich, entsprechende Keywords zu markieren, um beim anschließenden Lesen des Textes besonders darauf zu achten.
Wie so häufig versuchen die Testentwickler an vielen Stellen, dich hinter's Licht zu führen. Vorsicht ist deshalb besonders geboten

- bei absoluten Aussagen („alle“, „kein“, immer“, „nie“ etc.)
- bei Verben, die Vorgänge und Zusammenhänge aufzeigen („einleiten“, „steigern“, „bewirken“ etc.).
- bei doppelten Verneinungen
- bei besonders umständlichen Formulierungen

Schritt 3 Da pro Text nur eine einzige Frage gestellt wird, kann es hilfreich sein, nur mittels eines „globalen Blicks“ die Schlüsselwörter ausfindig zu machen und genau an diesen Stellen nach der Antwort zu suchen. Sollte dies nicht auf Anhieb möglich sein, empfiehlt es sich, den Text von Beginn an zu lesen. Sinnvoll ist es, alle notwendigen Informationen zu markieren und den Text mit Kommentaren zu versehen. Mit Pfeilen, unterschiedlichen Farben etc. können schnell Zusammenhänge verdeutlicht werden. Hier sollte allerdings pragmatisch gearbeitet werden, um nicht unnötig Zeit zu verlieren. Um jede Aufgabe zu bearbeiten, hast du im Schnitt nur 2 ½ Minuten Zeit. Zugunsten wesentlich erhöhter Quantität an beantworteten Aufgaben muss das Risiko minimal geringerer Qualität eingegangen werden.

Schritt 4 Vergiss nicht, Deine Ergebnisse auf dem Antwortbogen einzutragen!

TIPP

Anfängliche Schwierigkeiten bei der Bearbeitung komplexer Textaufgaben sind vollkommen normal. Übung macht wie immer die Meisterin bzw. den Meister.

KAPITEL

8 Aufgabengruppe *Schlauchfiguren*

TMS 24 Aufgaben, 4 Einstreuaufgaben,15 Minuten
EMS 20 Aufgaben, 12 Minuten

Aufgabenart

Bei der Aufgabengruppe *Schlauchfiguren* wird dein räumliches Vorstellungsvermögen abgeprüft. Jede der 24 Aufgaben besteht dabei aus zwei Bildern, die einen durchsichtigen Würfel mit einem sich darin befindenden Kabel, Draht, Seil etc. darstellen. In der ersten Ansicht (links) ist der Würfel immer von vorne zu sehen. Das zweite Bild zeigt denselben Würfel, jedoch aus einer anderen Perspektive. Der frontal abgebildete Würfel wurde entweder nach (A) r = rechts, (B) l = links, (C) u = unten, (D) o = oben oder (E) h = hinten gedreht. Ziel ist es, herauszufinden, wie der linke Würfel gedreht wurde, sodass das rechte Bild entsteht.

Beispiel:

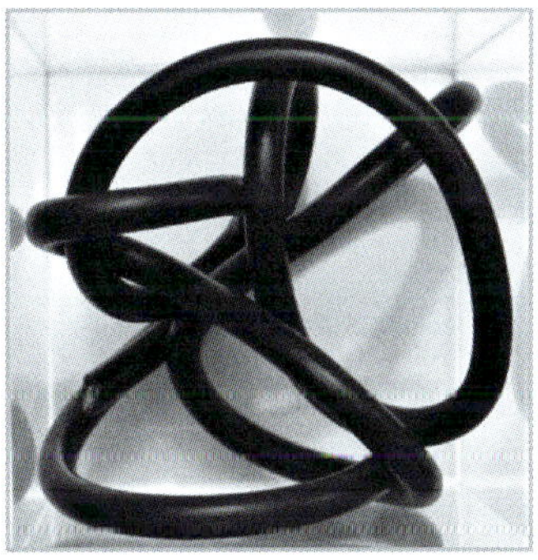

(A) r
(B) l
(C) u
(D) o
(E) h

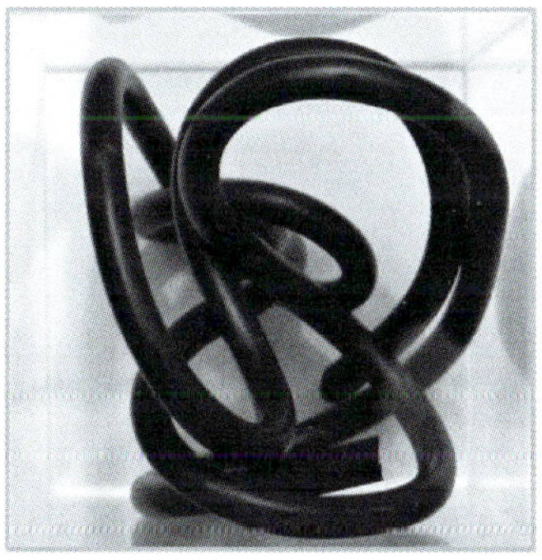

Diese Aufgabengruppe ist sehr gut trainierbar, sodass du, wenn du einmal ein Gefühl dafür bekommen hast, i. d. R. eine hohe Punktzahl erreichen wirst. Sobald das eigene räumliche Vorstellungsvermögen etwas ausgebildet ist, wirst du vermutlich dazu übergehen, schlichtweg die einzelnen Antwortmöglichkeiten durchzugehen und nicht nach einer konkreten Strategie zu arbeiten. Die folgenden Strategien eigenen sich daher v. a. für den Anfang als theoretische Überlegungen, um ebendieses räumliche Vorstellungsvermögen auszubilden.

Strategie

Es gibt nur zwei Möglichkeiten, wie der Würfel verändert wurde, entweder er wurde gekippt (90° = oben oder unten) oder er wurde gedreht (90° = rechts oder links, 180° = hinten).

TIPP

- Arbeite mit markanten Punkten, also Knoten, Enden, Kreuzungen. Sollten diese nicht vorhanden sein, suche andere Anhaltspunkte.
- Arbeite auch mit Abständen („Was liegt in Wand-Nähe?"), Schatten, Kabeldichte, leeren Räumen im Würfel.
- Stelle fest, ob die markanten Punkte auf der gleichen Höhe (rechts, links, hinten) oder auf der gleichen Seite (oben, unten) liegen.

Für deine Notizen

Schritt 1 Kipp- oder Drehbewegung?

Zunächst ist festzustellen, ob der Würfel gedreht oder gekippt wurde. Dabei reicht es, lediglich zu überprüfen, ob er gekippt wurde. Falls nicht, muss er gedreht worden sein. Wurde aus oben → vorne bzw. unten → hinten, ist Antwort (D) richtig und du kannst zur nächsten Aufgabe übergehen, wurde aus unten → vorne bzw. oben → hinten, handelt es sich um Antwort (C). Falls weder (C) noch (D) zutreffen, folgt Schritt 2.

In unserem Beispiel kann es sich nicht um eine Kippbewegung handeln, da das Kabelstück oben mittig (Pfeil 1) auf dem zweiten Bild nicht von vorne bzw. das Kabelende links (Pfeil 2) nicht ebenfalls auf der linken Seite zu sehen ist.

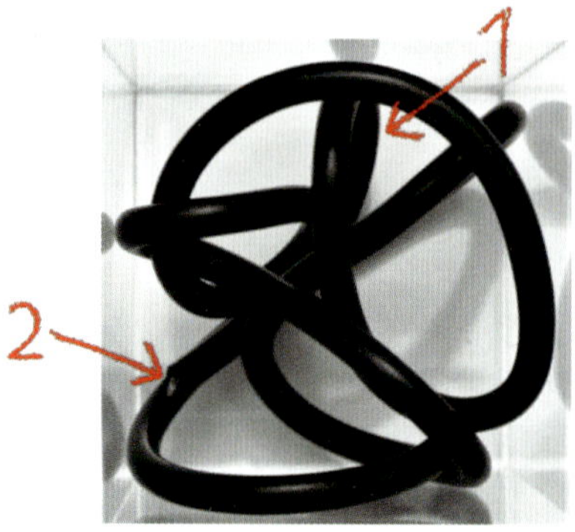

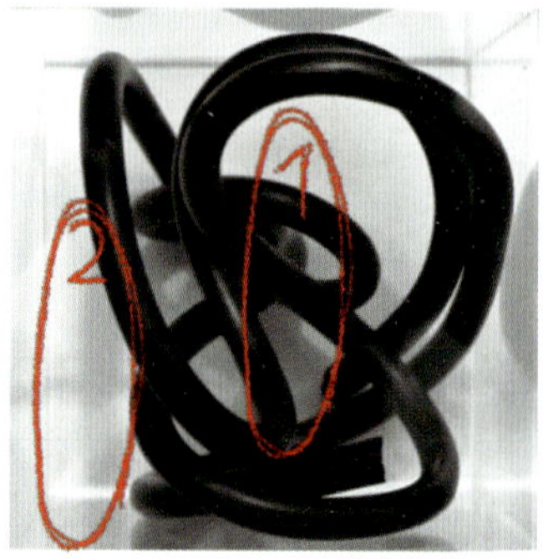

Schritt 2 90° oder 180°?

Da es sich zwangsweise um eine Drehbewegung handelt, ist nun zu ermitteln, ob um 90° (also rechts oder links) oder 180° (hinten). Wurde aus rechts → links bzw. aus links → rechts, handelt es sich zwingend um eine 180°-Drehung, Antwort (E) ist also richtig

Falls (E) nicht richtig ist, folgt der dritte und letzte Schritt.

In unserem Beispiel muss es sich um eine Drehung um 90° handeln, da das zweite Bild das Ausgangsbild eindeutig nicht von hinten zeigt.

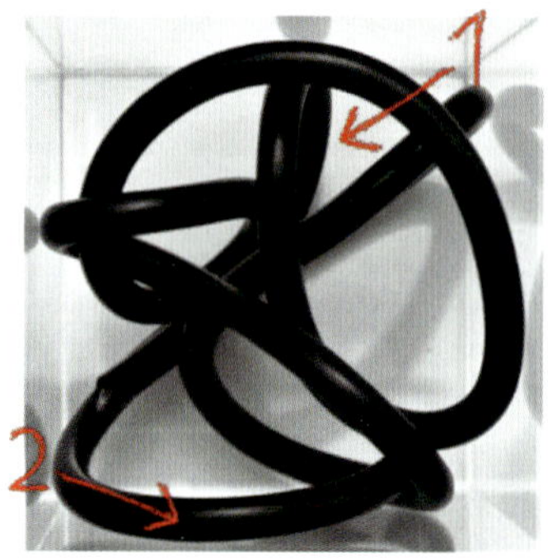

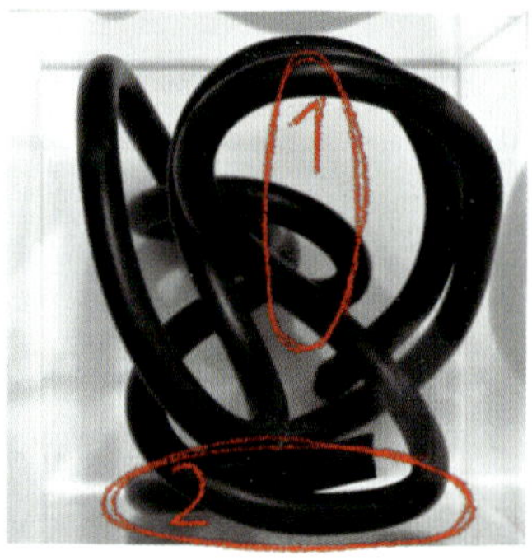

Für deine Notizen

Schritt 3 Links oder rechts?
Nachdem es sich nur um eine 90°-Drehung handeln kann, sind nun noch die Antworten (A) und (B) zu prüfen. Auch hierbei reicht es, gemäß dem Ausschlussverfahren nur eine Möglichkeit zu überprüfen. Wenn diese nicht zutrifft, muss es zwangsweise die andere sein. Das spart Zeit. Wurde aus rechts → vorne bzw. links → hinten, handelt es sich um Antwort (A), bei allem anderen, also links → vorne bzw. rechts → hinten, um (B).
In unserem Beispiel muss es sich um eine Drehung nach rechts handeln, da das eine Kabelende (Pfeil 1) nicht von vorne zu sehen ist, sondern hinten anliegt und der lange Bogen (Pfeil 2) von vorne zu sehen ist.

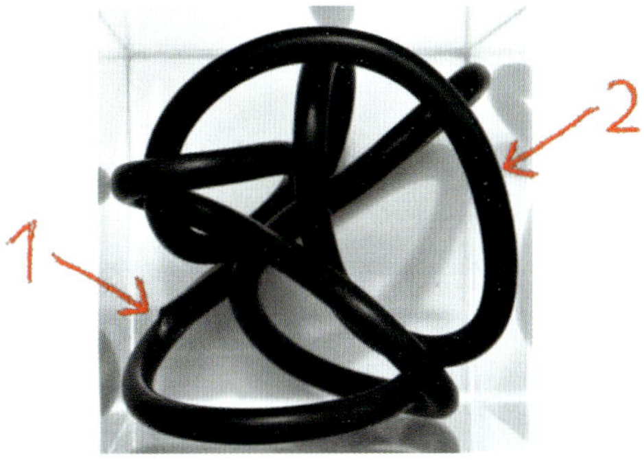

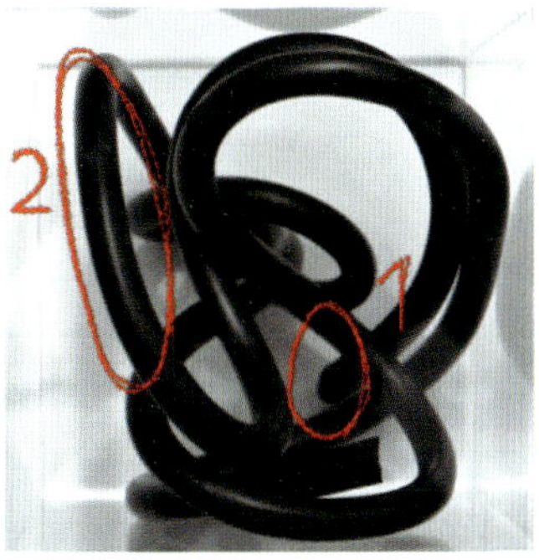

Der Würfel wurde nach rechts gedreht, Antwort (A) ist also korrekt.

Natürlich funktioniert diese Strategie auch andersherum:

Schritt 1 Kipp- oder Drehbewegung?
Überprüfe im ersten Schritt, ob der Würfel gedreht wurde (um wie viel Grad ist dabei zunächst irrelevant). Wenn markante Punkte des Würfels auch nach der Drehung noch auf der gleichen Höhe liegen, handelt es sich zwangsweise um eine Drehbewegung; wenn nicht, wurde der Würfel gekippt.

Schritt 2 90° oder 180°?
Wurde der Würfel gedreht, gilt es nun herausfinden, um wie viel Grad (90° oder 180°). Dazu reicht es zu überprüfen, ob aus rechts → links, bzw. aus links → rechts wurde. Falls ja, ist Antwort (E) richtig und man sieht ihn von hinten.
Wurde der Würfel gekippt, musst du erkennen, ob nach oben oder unten. Auch hier ist ein Ausschlussverfahren ausreichend. Prüfe also z. B. ob aus oben → vorne bzw. unten → hinten wurde. Dann ist Antwort (D) richtig, falls nicht, (C).

Schritt 3 links oder rechts?
Falls nötig, muss noch geprüft werden, ob der Würfel nach rechts oder links gedreht wurde. Wurde aus rechts → vorne bzw. links → hinten handelt es sich um Antwort (A), bei allem anderen, also links → vorne bzw. rechts → hinten um (B).

TIPPS

- Auch hier ist es wie immer nicht schlimm, eine Aufgabe auszulassen oder sich nicht ganz sicher zu sein. Markiere die Antwort(en), die du für am wahrscheinlichsten hältst und überprüfe diese am Ende. Auf keinen Fall sollte Zeit verschwendet werden, indem man zu lange an einer Aufgabe verweilt. Jede Aufgabe liefert schließlich genau einen Punkt.
- Beim ersten Üben ist es sinnvoll, sich mehr Zeit zu geben, um die Würfeldrehungen vollständig zu durchdenken.

KAPITEL

9 Aufgabengruppe *Quantitative und formale Probleme*

TMS 24 Aufgaben, 4 Einstreuaufgaben, 60 Minuten
EMS 20 Aufgaben, 50 Minuten

Aufgabenart

Im Aufgabenteil *Quantitative und formale Probleme* werden Fähigkeiten im Umgang mit mathematisch orientierten Aufgaben getestet. Bei der Bearbeitung muss jedoch auf jede Rechenhilfe, z. B. in Form eines Taschenrechners, verzichtet werden.
Es gibt verschiedene Typen von Aufgaben, die immer wieder gestellt werden, sodass nach etwas Übung ein großer Teil der Aufgabentypen im Groben bekannt sein sollten. Bei jedem der Typen gibt es separate Strategien, die wesentlich schneller zum Ziel führen als unstrukturiertes Vorgehen. Bei den „typischen Strickmustern" handelt es sich z. B. um:

- Einfache und doppelte Dreisätze
- Prozentrechnungen und „Vermischungsaufgaben"
- Wachstumsraten
- Zeitstrahlaufgaben
- Reine Rechenaufgaben (Zahlen in vorgegebene Formel einsetzen und Ergebnis berechnen)

TIPP

Da du bei der Bearbeitung keinen Taschenrechner verwenden darfst, muss auf Kopfrechnen und schriftliches Berechnen zurückgegriffen werden. Zur Auffrischung findest du im folgenden „Exkurs" eine Wiederholung.

EXKURS – Schriftliches Rechnen

Addieren:

Beim schriftlichen Addieren geht man folgendermaßen vor:

1. Schreibe die einzelnen Summanden untereinander. Dabei müssen Einer- (hier: 7 und 9), Zehner- (hier: 1 und 9), Hunderter- (hier: 5 und 2) und Tausenderstellen (hier: nur 3) usw. direkt untereinanderstehen.

Beispiel: 3517 + 299 = ?

```
  3517
+  299
```

Bei diesem Beispiel könnte man auch 3517 + 300 – 1 rechnen. Ziel ist, sich für den schnellsten und sichersten Weg zu entscheiden.

2. Addiere die einzelnen Einer-, Zehner- usw. -stellen miteinander. Immer wenn die Summe größer ist als 10, schreibt man die Zehnerstelle als kleine Zahl an den Strich („1 gemerkt"). Diese Zahl wird im nächsten Schritt mit addiert. All dies gilt auch für Zahlen nach dem Komma.

Beispiel: 3517 + 299 = ?

```
  3517    → 7 + 9 = 16 bzw. 6 und „1 gemerkt"
+  299    → 1 + 9 + 1 = 11 bzw. 1 und „1 gemerkt"
    11
  3816    → 5 + 2 + 1 = 8
          → 3 + 0 = 3
```

Für deine Notizen

Subtrahieren:

Das schriftliche Subtrahieren erfolgt prinzipiell nach denselben Abläufen wie das schriftliche Addieren, nur dass das „1 gemerkt" durch ein „1 geklaut" ersetzt wird. Man geht dabei folgendermaßen vor:

1. Schreibe erneut die Zahlen untereinander. Achte darauf, dass gleiche Stellen direkt untereinanderstehen.

Beispiel: 3517 - 299 = ?

```
  3517
-  299
------
```

Bei diesem Beispiel könnte man auch 3517 – 300 + 1 rechnen. Ziel ist, sich für den schnellsten und sichersten Weg zu entscheiden.

2. Subtrahiere nun die einzelnen Stellen voneinander. Überall, wo dies nicht auf Anhieb möglich ist, weil der Minuend (oben) kleiner ist als der Subtrahend (unten) muss eine „Eins" von der benachbarten Stelle „geklaut" werden. Statt 7–9 rechnet man dann 17–9. Die „geklaute Eins" vermerkt man wieder unten auf dem Strich. Sie wird zum Subtrahenden (untere Zahl) hinzuaddiert. Die Ergebnisse der „kleinen Rechnungen", also 17–9 müssen immer positiv sein! Daher muss man 17–9 statt 7–9 verwenden.

Beispiel: 3517 - 299 = ?

```
  3517    → 17 - 9 = 8 und „1 geklaut"
-  299    → 11 - 9 - 1 = 1 und „1 geklaut"
   11
  3218    → 5 - 2 - 1 = 2
          → 3 - 0 = 3
```

Multiplizieren:

Im Gegensatz zum schriftlichen Addieren und Subtrahieren schreibt man die einzelnen Faktoren hier nicht untereinander, sondern nebeneinander. Die Unterergebnisse müssen danach addiert werden, sodass hier eine Kombination aus Malrechnen und Plusrechnen entsteht. Man geht folgendermaßen dabei vor:

1. Schreibe die Faktoren nebeneinander auf den Strich. Schreibe den Faktor mit der geringeren Anzahl an Stellen rechts. (128 · 14 ist dasselbe wie 14 · 128)

Beispiel: 128 · 14 = ?

```
128 · 14 =
----------
```

2. Betrachte den Faktor mit der geringsten Anzahl an Stellen und multipliziere nun jede einzelne dieser Stellen (1 und 4) mit dem Faktor 1. Ob du vorne mit der Zehnerstelle oder hinten mit der Einerstelle beginnen ist dir überlassen. Es muss nur darauf geachtet werden, dass die Teilergebnisse korrekt untereinandergeschrieben werden.

Beispiel: 128 · 14 = ?

```
128 · 14 =
----------
    128
     512
```

Bei diesem Beispiel könnte man auch rechnen:
128 · 10 = 1280
128 · 5 = 640
640 – 128 = 512 (entspricht 4 · 128)
1280 + 521 = 1792

3. Addiere die Teilergebnisse.

Beispiel: 128 · 14 = ?

```
 128 · 14 = 1792
 128
+  512
 1792
```

Mit mehr als zwei Faktoren zu rechnen, ist zu vermeiden, da die Rechnung zu unübersichtlich wird.
Statt $F_1 \cdot F_2 \cdot F_3 = E_{final}$ besser:
erst $F_1 \cdot F_2 = E_1$, dann $E_1 \cdot F_3 = E_{final}$.

Dividieren:
Das schriftliche Dividieren erfolgt schrittweise durch Teildivisionen. Dabei geht man so vor:

1. Schreibe Dividend (das ist die Zahl, die geteilt wird) und Divisor (das ist die Zahl, *durch* die geteilt wird) nebeneinander auf.

Beispiel: 490 : 28 = ?   490 : 28 =

2. Nun folgen die Teildivisionen so lange, bis
   a) ein fertiges, rundes Ergebnis entsteht (Rest = 0)
   oder
   b) du die Rechnung abbrichst, entweder weil ein Teil nach dem Komma als Periode immer wieder auftaucht
   oder
   c) du ausreichend weit gerechnet hast und die restlichen Nach-Komma-Stellen zu vernachlässigen sind. Die Anzahl der relevanten Nach-Komma-Stellen ist von Aufgabe zu Aufgabe verschieden und richtet sich u. a. an den vorgegebenen Antwortmöglichkeiten.

   Bei den Teildivisionen beginnt man vorne am Dividend. Da das Ergebnis kleiner ist als der Divisor, muss die nächste Stelle im Dividend übernommen werden. Dabei ist zu beachten, dass 490 dasselbe ist wie 490,000 ... Nach der Übernahme der Einerstelle folgen daher die Nach Komma Stellen. Achte wieder auf eine präzise Schreibweise. Im Eifer des Gefechts können sonst Rechenfehler unterlaufen. Da es Punkte nur auf das richtige Ergebnis gibt, wäre das sehr ärgerlich.

Beispiel: 490 : 28 = ?

```
 490 : 28 = 17,5
- 28
  210
- 196
   140
 - 140
     0
```

Übungen zum schriftlichen Berechnen findest du in Form von Arbeitsblättern im Anschluss an dieses Kapitel.

Nachdem du dir das schriftliche Rechnen wieder vor Augen geführt hast, widmen wir uns nun den einzelnen „Strickmustern“ von Aufgaben, die häufig vorkommen und die daher perfekt beherrscht werden sollten.

Einfacher Dreisatz

Beispiel:

> 7 Arbeiter brauchen 120 Minuten, um alle vorhandenen Pakete zu verpacken. Wie lange bräuchten 4 Arbeiter?

Lösungsweg:

Ein solcher Dreisatz, bei dem du anhand von drei gegebenen Informationen eine vierte berechnen sollst, lässt sich schnell und einfach mit folgender Strategie lösen:

1. Schreibe die Informationen, die du bereits aus der Aufgabenstellung kennst, in eine Zeile. Die Information, zu der ein zweiter Zahlenwert berechnen werden soll, wird daruntergeschrieben. Für den unbekannten Zahlenwert verwendet man einfach ein „?“. Die gesuchte Größe befindet sich unten rechts.

7 Arbeiter 120 Minuten

5 Arbeiter ? Minuten

2. Stelle nun Annahmen über die Art Proportionalität an, indem du ein „+“ (für „steigt“) und ein „-“ (für „fällt“) neben die beiden Spalten schreibst. Wenn die Zahl der Arbeiter reduziert wird – steigt oder fällt dann die benötigte Zeit?
   Weniger Arbeiter werden bei derselben Anzahl an Paketen wohl mehr Zeit benötigen. Es handelt sich bei dem Beispiel hier also um einen indirekt proportionalen Dreisatz.

(–) 7 Arbeiter 120 Minuten (+)

5 Arbeiter ? Minuten

Bei einem **direkt proportionalen Dreisatz** (beides nimmt zu oder beides nimmt ab) verbindet man die Informationen diagonal, bei einem **indirekt proportionalen Dreisatz** (eine Größe steigt, eine Größe fällt) verbindet man horizontal. Das siehst du recht schön auch nochmal beim doppelten Dreisatz, Schritt 3.

(–) 7 Arbeiter ———— 120 Minuten (+)

5 Arbeiter ———— ? Minuten

3. Wandle nun den Dreisatz in einen Bruch um und berechne das Ergebnis. Die Größe, die durch deine eingezeichnete Linie mit dem gesuchten Parameter verbunden ist (also je nach Dreisatz entweder horizontal oder vertikal), steht immer im Divisor (unter dem Bruchstrich). Versuche zu kürzen.

$$\frac{7 \cdot 120}{5} = ? \qquad \frac{7 \cdot \cancel{120}^{24}}{\cancel{5}_{1}} = 7 \cdot 24 = 168$$

Die richtige Antwort lautet also:

> 5 Arbeiter benötigen 168 Minuten Zeit, während 7 Arbeiter alle Pakete in nur 120 Minuten verpacken können.

Für deine Notizen

Doppelter Dreisatz

Der doppelte Dreisatz funktioniert nach denselben Prinzipien wie der einfache Dreisatz, nur dass mehr Informationen angegeben sind, die in eine Rechnung integriert werden müssen.

Beispiel:

> Um einen Zug mit 5000 kg Kohlen zu beladen, brauchen 4 Arbeiter 3 Stunden. Wie lange dauert es, einen Zug mit 3000 kg Kohlen zu beladen, wenn 6 Arbeiter aktiv sind?

Lösungsweg:

1. Im ersten Schritt schreibt man die präsentierten Informationen wieder gegliedert auf. Für den unbekannten Wert, den du berechnen sollst, schreibe erneut ein „?". Die gesuchte Größe befindet sich beim doppelten Dreisatz in der Mitte unten!

5000kg	3h	4A
3000kg	?h	6A

2. Stelle erneut Annahmen über die Proportionalität an. Achtung, diesmal müssen drei statt nur zwei Zeichen gesetzt werden. Jede „bilaterale" Beziehung ist relevant. Man arbeitet dabei immer von außen nach innen: Wenn die Masse an Kohle abnimmt, benötigt man dann mehr oder weniger Zeit? Wenn die Zahl der Arbeiter zunimmt, benötigt man dann mehr oder weniger Zeit?

5000kg	3h	4A
−	−	+
3000kg	?h	6A

3. Verbinde die Informationen entsprechend: direkt proportional = diagonal, indirekt proportional = horizontal.

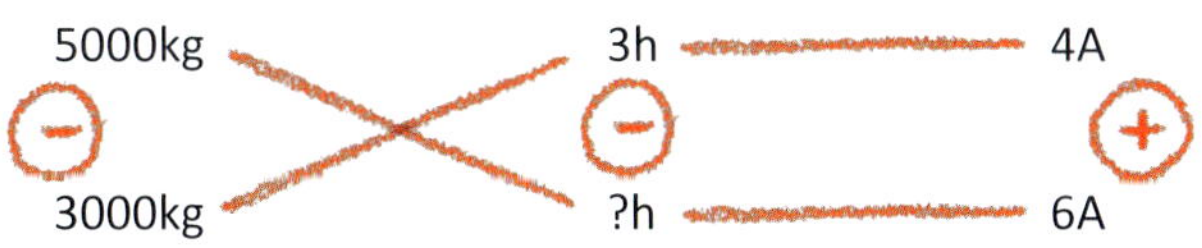

4. Verwandle den doppelten Dreisatz in einen Bruch und berechne das Ergebnis. Alle Größen, die durch deine eingezeichneten Linien mit der gesuchten („?") verbunden sind, stehen im Divisor (unter dem Bruchstrich). Kürze, wann immer es möglich und hilfreich ist.

$$\frac{3000 \cdot 3 \cdot 4}{5000 \cdot 6} = \frac{3 \cdot 4}{5 \cdot 2} = 12 : 10 = 1{,}2$$

> **TIPP**
>
> Bei diesem Beispiel wäre ein weiteres Kürzen von 12 und 10 nicht sinnvoll, da 12 : 10 einfacher zu berechnen ist, als 6 : 5.

Die richtige Antwort lautet also:

> Während 4 Arbeiter 5000 kg Kohle in 3 Stunden auf einen Zug schaufeln können, benötigen 6 Arbeiter für 3000 kg 1,2 Stunden (Vorsicht bei der Umrechnung: 1,2 Stunden sind 72 Minuten).

> **TIPP**
>
> Merke für's schnelle Umrechnen: 0,1 Stunden = 6 Minuten

Für deine Notizen

Prozentrechnung und Vermischungsaufgaben

Neben den Dreisatzaufgaben kommen üblicherweise jedes Jahr zwei bis vier Vermischungsaufgaben dran, bei denen mehrere chemische Lösungen (z. B. Medikamentenlösungen) mit unterschiedlichen Konzentrationen vermischt werden und man die Konzentration der Endlösung bestimmen soll. Das Vorgehen bei solchen Aufgaben ist ebenfalls immer gleich.

Beispiel:

> Eine Krankenschwester soll eine Infusion für einen Patienten vorbereiten. Dazu mischt sie zwei Kochsalzlösungen mit unterschiedlichen Medikamentenkonzentrationen zusammen. Die 600 ml Kochsalzlösung 1 enthalten 4 Volumenprozent eines Medikamentes (M_1). Die 200 ml Kochsalzlösung 2 enthält 9 Volumenprozent eines anderen Wirkstoffes (M_2). Wie ist die gesamte Medikamentenkonzentration in der finalen Infusion, die dem Patienten verabreicht wird?

Lösungsweg:

Zur Beantwortung einer solchen Frage ist es wichtig, einen Überblick über alle Größen und Zusammenhänge zu erhalten. Es handelt sich hier um zwei Lösungen unterschiedlichen Volumens und verschiedener Konzentration, die miteinander vermischt werden sollen. Eine Extraktion der Informationen mittels „gegeben" und „gesucht" ist hilfreich, ebenso eine Anordnung in tabellarischer Form:

	Lösung 1	Lösung 2
Volumen (V)	600 ml	200 ml
Konzentration (k)	4 %	9 %

Gegeben:
Gesucht: Gesamtkonzentration k_{ges}
Die Lösung erfolgt, indem man die Einzelinformationen in einen Bruch überführt und diesen dann löst. Davor müssen jedoch alle Parameter in dieselben Einheiten umgerechnet werden, dann kann man sich auch die Angabe der Einheiten sparen.

> TIPP
>
> Eine Übersicht über die voraussichtlich benötigten Einheiten und ihre Umrechnung findest du am Ende des Kapitels.

Es ist hier sinnvoll, direkt in Prozent, d. h. mit 4 und 9 statt 0,04 und 0,09 zu rechnen, da das Endergebnis ebenfalls in Prozent angegeben werden soll.
Bei der Berechnung dieses Bruchs hilft natürlich der schöne Spruch „Punkt vor Strich" – also immer erst multiplizieren und dividieren und danach erst addieren und subtrahieren. Und wie immer ist Kürzen sinnvoll. Hierbei muss jedoch beachtet werden: „Bei Differenzen und bei Summen, da kürzen nur die Dummen!" Erst muss daher alles verrechnet werden.

$$k_{ges} = \frac{V_{Medikament}}{V_{Lösung}} = \frac{600 \cdot 4 + 200 \cdot 9}{800} = \frac{2400 + 1800}{800} = \frac{4200}{800} == 42 : 8 = 5{,}25\,[\%]$$

Die richtige Antwort lautet also:

> In der Infusion befinden sich am Ende sechs Volumenprozent Medikamente.

Diese Art von Aufgaben kann noch beliebig variiert werden, z. B. indem
- drei statt nur zwei Lösungen präsentiert werden (Berechnung identisch: Tabelle wird um eine Spalte erweitert, Bruch wird um beide weiteren Werte ergänzt);
- die k_{ges} in V_{ges} umgerechnet werden soll
  [Anhand des obigen Beispiels: 5,25 % von 800 ml sind 42 ml. Dazu einfach: *(800 ml : 100) · 5,25* rechnen.];
- nur die Konzentration eines Medikamentes berechnet werden soll.

Für deine Notizen

Bei sonstigen Prozentaufgaben muss immer darauf geachtet werden, worauf sich die Prozentangaben beziehen und was man als 100 % festlegen kann.

Beispiel:

> Ein Rechnungsbetrag in Höhe von 100 € enthält 19 % Mehrwertsteuer (MwSt). Wie viel Euro beträgt die Mehrwertsteuer?

Es macht einen elementaren Unterschied, ob man davon ausgeht, dass die 100 € auch 100 % entsprechen, von denen 19 % MwSt. zu berechnen sind (denn dann wäre das Ergebnis 19 €), oder ob der zu versteuernde Betrag 100 % entspricht und die 19 % dazu kommen, denn dann entsprechen die 100 € einem Prozentsatz von 119 %.
Im Falle der MwSt ist der zweite Ansatz korrekt.
Ist x das gesuchte Ergebnis, sieht die Lösung also so aus:

$$x = \frac{100 \cdot 0{,}19}{1{,}19} = \frac{19}{1{,}19} \text{»} 16\,[€]$$

Wachstumsaufgaben

Ein weiterer häufig gestellter Aufgabentypus sind Aufgaben mit Wachstumsraten, bei denen entweder über eine konkrete Formel oder nur mit Informationen aus dem Text ein Wachstum, z. B. Ausbreitung von Krankheitserregern, Wachstum der Spezies Mensch etc., dargestellt wird. Man soll nun beschreiben, wieviel einer bestimmten Entität zu einem bestimmten Zeitpunkt vorhanden ist. Dies kann in beide Richtungen verlaufen, d. h. positives (Menge nimmt zu) und negatives Wachstum (Menge nimmt ab).

Beispiel:

> Einen Tag nach Einnahme eines Medikamentes befinden sich noch 4 mg im Körper. Alle vier Stunden halbiert sich die Menge des vorhandenen Wirkstoffes. Welche Menge des Medikaments in mg wurden dem Patienten verabreicht?

Lösungsweg:
Da du nicht mit dem Taschenrechner agieren darfst, bleibt nichts anderes übrig, als das Ergebnis schrittweise tabellarisch zu berechnen – d. h. rein manuell und ohne Formel. Links wird dazu die Zeit (nach Einnahme) eingetragen und rechts die vorhandene Menge des Wirkstoffes. Alle vier Stunden halbiert sich diese Menge. Dies muss in der Tabelle umgesetzt werden:

Zeit t nach der Einnahme [in h]	Menge des Medikamentes [in mg]
24	4
20	8
16	16
12	32
8	64
4	128
0	256

Und so lautet die korrekte Antwort:

> Der Patient hat 256 mg des Wirkstoffes verabreicht bekommen.

TIPP

Dieses Beispiel war sehr einfach gewählt. Häufig sind die Rechnungen deutlich komplizierter, wie es z. B. der Fall wäre, wenn am Ende noch 4,2 mg übrig wären oder sich der Wirkstoff alle 73 Minuten halbiert/drittelt etc. Es muss daher klar sein: Diese Art von Aufgabe wird immer nach demselben Prinzip gelöst, je nach Komplexität kann es aber manchmal ein paar Minuten länger dauern, sie zu lösen. Die Gefahr, sich zu verrechnen besteht auch. Leichteren Aufgaben ist im Zweifel der Vorrang zu geben.

Für deine Notizen

Zeitstrahl-Aufgaben

Zeitstrahl-Aufgaben handeln i. d. R. von zwei Objekten, die sich mit gegebener Geschwindigkeit aufeinander zu, voneinander weg oder hintereinander her bewegen. Berechnet werden soll dann der Zeitpunkt oder die gefahrene Strecke zu dem/nach der sich die bewegten Objekte treffen oder das eine Objekt das andere überholt. Auch sie laufen hinsichtlich ihrer Lösungsstrategie immer nach gleichem Schema ab.

Beispiel:

> Vom Bahnhof in Berlin fährt um 10:30 Uhr ein ICE die etwa 600 km lange Strecke nach München. Bei konstant bleibender Geschwindigkeit benötigt der Zug dafür etwa fünf Stunden. Eine Stunde später fährt ein anderer Zug die gleiche Route nach München, nur dass die ebenfalls relativ konstante Durchschnittsgeschwindigkeit 50 km/h über der des ICEs liegt. Zu welcher Uhrzeit überholt der zweite Zug den ICE?

Lösungsweg:
Am einfachsten lässt sich eine solche Aufgabe lösen, indem man zwei Funktionen für die beiden Züge aufstellt und dann deren Schnittpunkt berechnet.
In diesem Fall müssen wir uns jedoch noch Gedanken über die Fahrgeschwindigkeit des ICEs machen. Wir haben die Geschwindigkeit nicht gegeben, können diese jedoch berechnen. Der Aufgabenstellung ist zu entnehmen, dass die Durchschnitts-Geschwindigkeit ein ausreichend präzises Ergebnis liefert (da die Geschwindigkeit ziemlich konstant bleibt). Benötigt der ICE für eine Strecke von 600 km fünf Stunden, entspricht dies 600 km : 5h = 120 km/h. Damit wissen wir auch, wie schnell der andere Zug fährt, nämlich 120 km/h + 50 km/h = 170 km/h.
Die Frage, *wie lange* dieser Zug bis nach Berlin brauchen würde, ist irrelevant, daher widmen wir ihr auch keine wertvolle Zeit.

Noch einmal zur Übersicht – folgende Informationen sind relevant:
ICE: Abfahrt: 10:30 (t_0); durchschnittliche Geschwindigkeit: 120 km/h
Zug 2: Abfahrt 11:30 (t_1); durchschnittliche Geschwindigkeit: 170 km/h
Im Grunde ist auch die genaue Uhrzeit der Abfahrt für die Berechnung an sich nicht relevant, sondern nur die Tatsache, dass der Zug 2 eine Stunde später losfährt. Wir sollten der Einfachheit halber für den ICE die Zeit 0 festlegen und für den Zug 2 die Zeit -1 („minus", weil der Zug eine Stunde später losfährt und daher „im Fahrplan zurück" liegt; würde man +1 wählen, würden sich die Funktionsgraphen nie schneiden).

Jetzt können wir die Funktionen aufstellen. An der x-Achse wird die Zeit angetragen, die y-Achse entspricht der Strecke s.
$f_{ICE}(x) = 120 \cdot x + 0 = 120\,x$
$f_{Zug2}(x) = 170 \cdot x - 1 = 170\,x - 1$
Gleichsetzen, um den Schnittpunkt zu berechnen: $f_{ICE}(x) = f_{Zug2}(x)$.
$120\,x = 170\,x - 1$
$-50\,x = -1$
$50\,x = 1$
$x = {}^{1}/_{50} = 0{,}02$

Da die Zeit an der y-Achse angetragen ist, müssen wir jetzt den gewonnen x-Wert noch in die Funktion einsetzen, um die Zeit zu erhalten. Ob wir $f_{ICE}(x)$ oder $f_{Zug2}(x)$ nehmen, ist irrelevant.
$f_{ICE}(0{,}02) = 120 \cdot 0{,}02 = 2{,}4$ [Stunden]
2,4 Stunden entsprechen 2 Stunden und 24 Minuten.

Bei der genauen Beantwortung der Frage ist nun die genaue Aufgabenstellung zu beachten. Wir sollen die *Uhrzeit* angeben, zu der Zug 2 den ICE überholt.
Die korrekte Antwort lautet also:

> Nach 2 Stunden und 24 Minuten befinden sich die Züge auf gleicher Entfernung nach Berlin. Zug 2 überholt den ICE daher um 12:54 Uhr.

Für deine Notizen

Reine Rechenaufgaben

Diese letzte Art von Aufgaben macht etwa 40 % des Aufgabenteils *Quantitative und formale Probleme* aus. Auch sie sollte daher unbedingt geübt werden.

Im Regelfall wird eine kompliziert aussehende Formel aus der Physik oder sonstigen naturwissenschaftlichen Fachgebieten gewählt, deren Parameter durch die konkreten Werte, die im Informationstext geliefert werden, ersetzt werden muss, um dann das Ergebnis der gesuchten Größe zu berechnen.

Außer den grundsätzlichen Rechentechniken ist hier keine spezielle Methodik von Relevanz. Sehr oft muss die Gleichung umgeformt werden. Ansonsten bildet die einzige Schwierigkeit das Berechnen an sich. Hierzu solltest du die oben im Exkurs wiederholten Techniken zur schriftlichen Berechnung üben. Ein entsprechendes Arbeitsblatt findest du am Ende dieses Kapitels.

> TIPP
>
> Beim Üben sollte unbedingt auf den Gebrauch des Taschenrechners verzichtet werden – so groß das Verlangen auch sein mag.

Strategie

Die in dieser Aufgabengruppe im Allgemeinen anzuwendende Strategie unterscheidet sich nicht sonderlich vom Vorgehen bei *Diagramme und Tabellen* oder den beiden textbasierten Aufgabengruppen.

Schritt 1 Versuche mit einem „globalen Blick“, einen Überblick über die Aufgaben zu erhalten, und suche dir dann die deiner Meinung nach leichteste aus.

Schritt 2 Lies die Aufgabenstellung ganz genau und markiere dir dabei alle wichtigen Informationen und Parameter.

Schritt 3 Notiere „Gegeben“ und „Gesucht“ und wende die passende Taktik zur Lösung der Aufgabe an.

Schritt 4 Vergiss auf keinen Fall, die Lösung auf dem Antwortbogen zu markieren! Solltest du auf Anhieb keine Lösung finden, überspringe die Aufgabe und kehre später wieder zu ihr zurück.

Für deine Notizen

Arbeitsblatt: Rechenaufgaben

Übung 1: Kopfrechnen

Berechne folgende Aufgaben im Kopf, d.h. ohne schriftliche Nebenrechnungen oder Verwendung des Taschenrechners!

3 · 14 =	174 - 299 =	12 · 13 =	440 : 11 =
7 · 27 =	76 : 4 =	363 + 434 =	270 : 18 =
33 · 4 =	-17 · 7 =	2^8 =	3 · 4 + 156 : 6 =
3^4 =	27 · 21 =	(81 - 9) : 3^2 =	9 · 8 · 7 · 6 =
(24 - 33) · 4^2 =	234 : 18 =	$^3/_4 \cdot {}^4/_3$ =	0,125 : 0,25 =
1,25 : 5^2 =	17 – 19^2 =	$^1/_8$ · 56 =	23^2 =
6,92 - 24,3 =	45 : 7,5 =	$1089^{0,5}$ =	(0,035 · 10^4) : 7 =
44 · 22 =	2,2 · 44 =	2,2 · 4,4 =	(23,4 - 43,2) · 3 =
11 : 121 =	1992 - 2006 =	$4^2 \cdot 2^4$ =	(14 · 13) : 2 =

Übung 2: Schriftliches Rechnen

Berechne folgende Aufgaben schriftlich gemäß den erlernten Methoden. Bei Aufgaben ohne rundes Ergebnis sind zwei Kommastellen ausreichend. Verwende keinen Taschenrechner!

111 · 111 =	34 : 3 =	123 - 12,6 =	10,6 - 103 =
73 : 23 =	23 : 72 =	24 · 78 =	53,53 + 35,35 =
25 · 52 =	13 - 177,3 =	88 · 88 =	1999 : 4 =
203 · 14 =	56 : $^7/_8$ =	978 : 40 =	24,45 · 23 =
90 : 12 =	23^3=	34 : 4 - 12,2 =	0,22 · 64 =
23 - 761 =	54 : 532 =	$4^4 - 3^3$ =	42 : $^{14}/_{21}$ =
$^{14}/_{21}$: 42 =	11 · 2,004 =	63 – 13^2 =	$256^{-0,5}$ =
98 · $^{98}/_2$ =	63 · 37,3 =	37,3 : 64 =	21 · 19 · 17 =
64,19 : 19,64 =	4 · 13,9 =	$(^{13}/_{11})^2$ =	121 · $121^{0,5}$ =

Für deine Notizen

Lösungen 1: Kopfrechnen

Berechne folgende Aufgaben im Kopf, d.h. ohne schriftliche Nebenrechnungen oder Verwendung des Taschenrechners!

$3 \cdot 14 = 42$	$174 - 299 = -125$	$12 \cdot 13 = 156$	$440 : 11 = 44$
$7 \cdot 27 = 189$	$76 : 4 = 19$	$363 + 434 = 797$	$270 : 18 = 15$
$33 \cdot 4 = 132$	$-17 \cdot 7 = -119$	$2^8 = 156$	$3 \cdot 4 + 156 : 6 = 38$
$3^4 = 81$	$27 \cdot 21 = 567$	$(81 - 9) : 3^2 = 8$	$9 \cdot 8 \cdot 7 \cdot 6 = 3024$
$(24 - 33) \cdot 4^2 = 144$	$234 : 18 = 13$	$^3/_4 \cdot {}^4/_3 = 1$	$0{,}125 : 0{,}25 = 0{,}5$
$1{,}25 : 5^2 = 0{,}05$	$17 - 19^2 = -344$	$^1/_8 \cdot 56 = 7$	$23^2 = 529$
$6{,}92 - 24{,}3 = -17{,}38$	$45 : 7{,}5 = 6$	$1089^{0,5} = 33$	$(0{,}035 \cdot 10^4) : 7 = 50$
$44 \cdot 22 = 968$	$2{,}2 \cdot 44 = 96{,}8$	$2{,}2 \cdot 4{,}4 = 9{,}68$	$(23{,}4 - 43{,}2) \cdot 3 = -59{,}4$
$11 : 121 = {}^1/_{11}$	$1992 - 2006 = -14$	$4^2 \cdot 2^4 = 256$	$(14 \cdot 13) : 2 = 91$

Lösungen 2: Schriftliches Rechnen

Berechne folgende Aufgaben schriftlich gemäß den erlernten Methoden. Bei Aufgaben ohne rundes Ergebnis sind zwei Kommastellen ausreichend. Verwende keinen Taschenrechner!

$111 \cdot 111 = 12321$	$34 : 3 = 11{,}33$	$123 - 12{,}6 = 110{,}4$	$10{,}6 - 103 = -92{,}4$
$73 : 23 = 3{,}17$	$23 : 72 = 0{,}32$	$24 \cdot 78 = 1872$	$53{,}53 + 35{,}35 = 88{,}88$
$25 \cdot 52 = 1300$	$13 - 177{,}3 = -164{,}3$	$78 \cdot 87 = 6786$	$1999 : 4 = 499{,}75$
$203 \cdot 14 = 2842$	$56 : {}^7/_8 = 64$	$978 : 40 = 24{,}45$	$24{,}45 \cdot 23 = 562{,}35$
$90 : 12 = 7{,}5$	$23^3 = 12167$	$34 : 4 - 12{,}2 = -3{,}7$	$0{,}22 \cdot 64 = 14{,}08$
$23 - 761 = -738$	$54 : 532 = 0{,}10$	$4^4 - 3^3 = 229$	$42 : {}^{14}/_{21} = 63$
$^{14}/_{21} : 42 = {}^1/_{63}$	$11 \cdot 2{,}004 = 22{,}04$	$63 - 13^2 = -106$	$256^{-0,5} = {}^1/_{16}$
$98 \cdot {}^{98}/_2 = 4802$	$63 \cdot 37{,}3 = 2349{,}9$	$37{,}3 : 64 = 0{,}58$	$21 \cdot 19 \cdot 17 = 6783$
$64{,}19 : 19{,}64 = 3{,}27$	$4 \cdot 13{,}9 = 55{,}6$	$(^{13}/_{11})^2 = 1{,}40$	$121 \cdot 121^{0,5} = 11$

Übersicht: Umrechnung von Einheiten

***Dezimale Vielfache verschiedener Einheiten*:**

Pico (p): 10^{-12}
Nano (n): 10^{-9}
Mikro (μ): 10^{-6}

Milli (m): 10^{-3}
Centi (c): 10^{-2}
Dezi (d): 10^{-1}

Deka (da): 10^{1}
Hekto (h): 10^{2}
Kilo (k): 10^{3}

Mega (M): 10^{6}
Giga (G): 10^{9}
Terra (T) 10^{12}

***Umrechnen von Einheiten*:**

Längen:

Einheit	km	m	dm	cm	mm	μm	nm
Kilometer (km)	1	10^{-3}	10^{-4}	10^{-5}	10^{-6}	10^{-9}	10^{-12}
Meter (m)	10^{3}	1	10^{-1}	10^{-2}	10^{-3}	10^{-6}	10^{-9}
Dezimeter (dm)	10^{4}	10^{1}	1	10^{-1}	10^{-2}	10^{-5}	10^{-8}
Zentimeter (cm)	10^{5}	10^{2}	10^{1}	1	10^{-1}	10^{-4}	10^{-7}
Millimeter (mm)	10^{6}	10^{3}	10^{2}	10^{1}	1	10^{-3}	10^{-6}
Mikrometer (μm)	10^{9}	10^{6}	10^{5}	10^{4}	10^{3}	1	10^{-3}
Nanometer (nm)	10^{12}	10^{9}	10^{8}	10^{7}	10^{6}	10^{3}	1

Flächen:

Einheit	km^2	ha	a	m	dm^2	cm^2	mm^2
Quadratkilometer (km^2)	1	10^{-2}	10^{-4}	10^{-6}	10^{-8}	10^{-10}	10^{-12}
Hektar (ha)	10^{2}	1	10^{-2}	10^{-4}	10^{-6}	10^{-8}	10^{-10}
Ar (a)	10^{4}	10^{2}	1	10^{-2}	10^{-4}	10^{-6}	10^{-8}
Quadratmeter (m^2)	10^{6}	10^{4}	10^{2}	1	10^{-2}	10^{-4}	10^{-6}
Quadratdezimeter (dm^2)	10^{8}	10^{6}	10^{4}	10^{2}	1	10^{-2}	10^{-4}
Quadratzentimeter (cm^2)	10^{10}	10^{8}	10^{6}	10^{4}	10^{2}	1	10^{-2}
Quadratmillimeter (mm^2)	10^{12}	10^{10}	10^{8}	10^{6}	10^{4}	10^{-2}	1

Volumen:

Einheit	m^3	hl	l	dm^3	cm^3	mm^3
Kubikmeter (m^3)	1	10^{-1}	10^{-3}	10^{-3}	10^{-6}	10^{-9}
Hektoliter (hl)	10^{1}	1	10^{-2}	10^{-2}	10^{-5}	10^{-8}
Liter (l)	10^{3}	10^{2}	1	1	10^{-3}	10^{-6}
Kubikdezimeter (dm^3)	10^{3}	10^{2}	1	1	10^{-3}	10^{-6}
Kubikcentimeter (cm^3)	10^{6}	10^{5}	10^{3}	10^{3}	1	10^{-3}
Kubikmilimeter (mm^3)	10^{9}	10^{8}	10^{6}	10^{6}	10^{3}	1

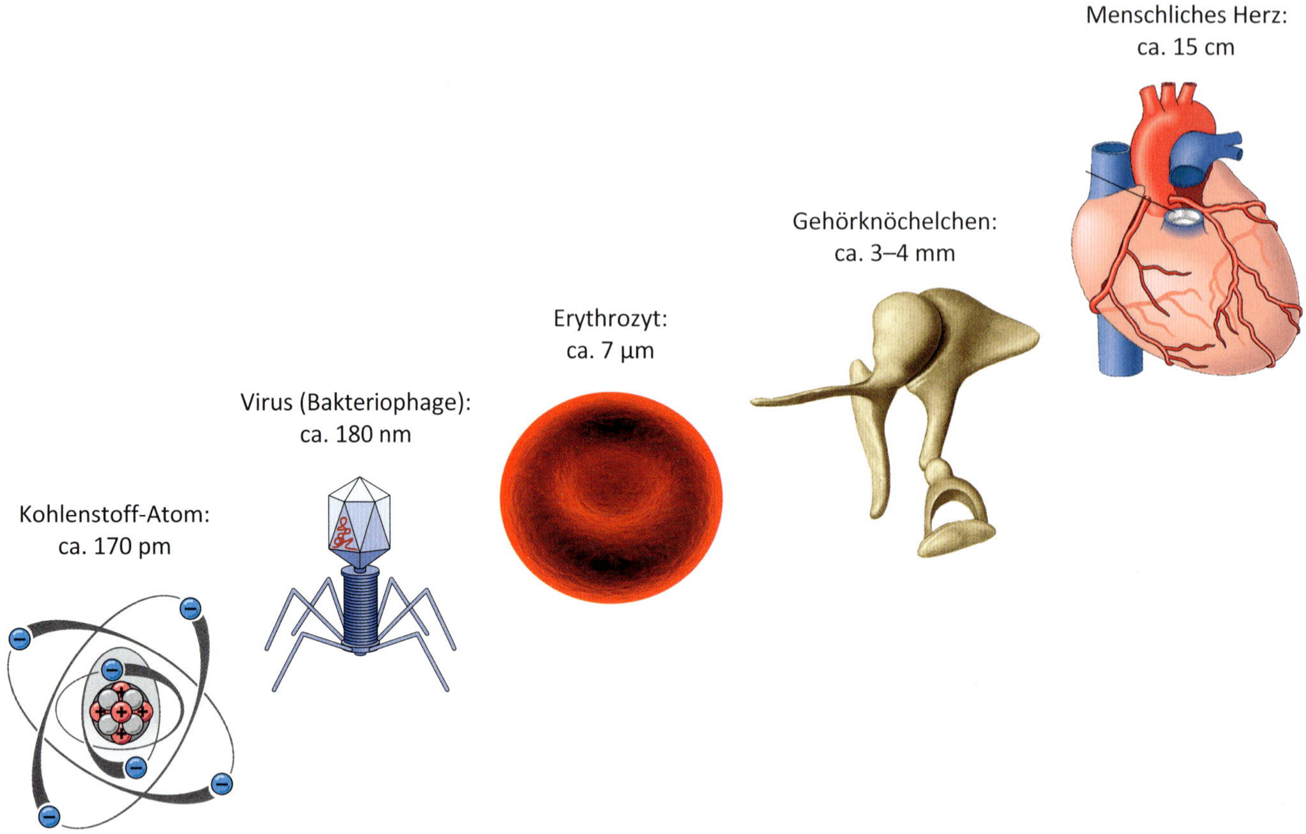
Menschliches Herz:
ca. 15 cm
Gehörknöchelchen:
ca. 3–4 mm
Erythrozyt:
ca. 7 µm
Virus (Bakteriophage):
ca. 180 nm
Kohlenstoff-Atom:
ca. 170 pm

Arbeitsblatt: Umrechnung von Einheiten

Für deine Notizen

Arbeite ohne Taschenrechner und die Einheiten-Übersicht! Diese stehen Dir schließlich während des TMS und EMS nicht zur Verfügung.

1.) 1 m = ______ dm = 10 ___ nm
2.) 5 kg = ______ Zentitonnen = __________ mg
3.) 25 dm^2 = 25 · 10 _____ bzw. _______ a = 25 · 10 _____ km^2
4.) 2 cl = ________ m^3 = ______ l
5.) 84 m^2 = 8,4 · 10 _____ ha = 840 · 10 _____ mm^2
6.) 210.000 Cent = ______ € = _________ Gigaeuro
7.) 0,01 Jahre = 87,6 · 10 ____ Millistunden ~ _____ Wochen
8.) 4 mWh (Megawattstunde) = _____ · 10^8 Ws = _____ kWh (Kilowattstunden)
9.) 12 dm = ______ · 10^7 nm = ______ mm
10.) 5 kg = _________ mg = ______ t
11.) 200 cm^3 = ______ l = ______ dm^3
12.) 0,4 hl (Hektoliter) = ______ cl = ______ cm^3
13.) 4 x 10^7 nm = ______ m = ________ km
14.) 0,011 m^3 = ______ · 10^3 mm^3 = _____ hl
15.) 86.400 sek = ______ Jahre = ______ Wochen
16.) 0,6 t = 60 · 10 ____ Mt (Megatonnen) = ______ · 10^4 g
17.) 3.600 ks (Kilosekunden) = ______ h ~ _____ d
18.) 0,3 hl = ______ l = 0,003 · 100 ____ hl
19.) 400.000 mg = ______ kg = ______ cg (Zentigramm)
20.) 130 m^2 = ________ km^2 = _____ a
21.) 28,8 km/h = ______ m/s = ______ km/min
22.) 3,03 GHz (Gigaherz) = _________ kHz (Kiloherz) = 303 · 10 _____ Hz (Herz)
23.) 11 km = 0,011 · 10 ____ mm = ________ dm
24.) 96 h = ______ Jahre = ______ Wochen
25.) 15 ha = _________ · 10^3 cm^2 = _____ a
26.) 20 · 10^7 mm^3 = ______ m^3 = ______ l
27.) 0,1 TB (Terabyte) = ____________ KB (Kilobyte) = ______ GB (Gigabyte)
28.) 0,005 t = ________ dg (Dezigramm) = _____ kg
29.) 9 · 10^{-9} MV (Megavolt) = ______ Volt = ______ mV (Millivolt)

Für deine Notizen

Lösungen:

1.) 1 m = 10 dm = 10^9 nm
2.) 5 kg = 0,5 Zentitonnen = 5.000.000 mg
3.) 25 dm² = $25 \cdot 10^{-4}$ bzw. $^1/_{400}$ (oder: 0,0025) a = $25 \cdot 10^{-8}$ km²
4.) 2 cl = 0,00002 m³ = 0,02 l
5.) 84 m² = $8{,}4 \cdot 10^{-3}$ ha = $840 \cdot 10^5$ mm²
6.) 210.000 Cent = 2.100 € = 0,0000021 Gigaeuro
7.) 0,01 Jahre = $87{,}6 \cdot 10^3$ Millistunden ~ 0,5 Wochen
8.) 4 mWh (Megawatistunde) = $144 \cdot 10^8$ Ws = 4.000 kWh (Kilowatistunden)
9.) 12 dm = $120 \cdot 10^7$ nm = 1.200 mm
10.) 5 kg = 5.000.000 mg = 0,005 t
11.) 200 cm³ = 0,2 l = 0,2 dm³
12.) 0,4 hl (Hektoliter) = 4.000 cl = 40.000 cm³
13.) 4×10^7 nm = 0,04 m = 0,00004 km
14.) 0,011 m³ = $11.000 \cdot 10^3$ mm³ = 0,11 hl
15.) 86.400 sek = $^1/_{365}$ Jahre = $^1/_7$ Wochen
16.) 0,6 t = $60 \cdot 10^{-8}$ Mt (Megatonnen) = $60 \cdot 10^4$ g
17.) 3.600 ks (Kilosekunden) = 1.000 h ~ 42 d
18.) 0,3 hl = 30 l = $0{,}003 \cdot 100^1$ hl
19.) 400.000 mg = 0,4 kg = 40.000 cg (Zentigramm)
20.) 130 m² = 0,00013 km² = 1,3 a
21.) 28,8 km/h = 8 m/s = 0,48 km/min
22.) 3,03 GHz (Gigaherz) = 3.030.000 kHz (Kiloherz) = $303 \cdot 10^7$ Hz (Herz)
23.) 11 km = $0{,}011 \cdot 10^9$ mm = 110.000 dm
24.) 96 h = $^4/_{365}$ Jahre = $^4/_7$ Wochen
25.) 15 ha = $1.500.000 \cdot 10^3$ cm² = 1.500 a
26.) $20 \cdot 10^7$ mm³ = 0,2 m³ = 200 l
27.) 0,1 TB (Terabyte) = 100.000.000 KB (Kilobyte) = 100 GB (Gigabyte)
28.) 0,005 t = 50.000 dg (Dezigramm) = 5 kg
29.) $9 \cdot 10^{-9}$ MV (Megavolt) = 0,009 Volt = 9 mV (Millivolt)

KAPITEL

10 Aufgabengruppe *Konzentriertes und sorgfältiges Arbeiten*

EMS	1600 Zeichen (40 Zeilen á 40 Zeichen), von denen 400 zu markieren sind, 8 Minuten

ACHTUNG

Seit Ende 2021 ist diese Aufgabengruppe nicht mehr Teil des TMS. Im EMS wird sie aber weiterhin geprüft.

Aufgabenart

Ziel dieser Aufgabengruppe ist es, deine Fähigkeit, schnell, präzise und konzentriert zu arbeiten, auf den Prüfstand zu stellen. Dabei enthält der einseitige Prüfungsbogen 1600 verschiedenen Zeichen, von denen nur bestimmte markiert, d. h. durchgestrichen, werden müssen. In aller Regel sollen pro Zeile 10 Zeichen markiert werden.

Beispiele:

„Markieren Sie jedes p, das auf ein q folgt."

q ~~p~~ p p q q ~~p~~ q q ~~p~~ p q ~~p~~ q ~~p~~ q q q q ~~p~~

„Markieren Sie jeweils jede Zahl, die mit der nach ihr folgenden Zahl addiert die Summe sechs ergibt."

2 1 ~~3~~ 3 5 ~~5~~ 1 4 3 1 ~~4~~ 2 ~~2~~ 4 3 ~~1~~ ~~5~~ 1 3 2

Neben Buchstaben und Zahlen können jedoch auch völlig andere Zeichen und Figuren präsentiert werden (z. B. ◓ ◒, ⚂ ⚃, ↓ ← ↑ → usw.)

Bei kaum einer anderen Aufgabe lässt sich durch gezieltes Vorbereiten ein derart großer Lern- bzw. Übungserfolg erzielen, wie bei *Konzentriertes und sorgfältiges Arbeiten.* Wirst du vielleicht bei einem ersten Versuch ca. 10–15 Zeilen schaffen, sind es bei einem zweiten wahrscheinlich schon 15–20. Ratsam ist es, schlichtweg jeden Tag etwa einen bis zwei solcher Tests zu absolvieren.

Unsere Spezialtipps

In dieser Aufgabengruppe gibt es keine schrittweise Strategie, die wir dir mit auf den Weg geben können. Es gibt jedoch einiges zu beachten:

- Korrigiere deine Fehler nicht! Einmal falsch durchgestrichen, lässt sich der Fehler nicht mehr beheben. Der Bogen wird maschinell gescannt und ausgewertet und anders als bei den übrigen Aufgabengruppen nicht von einer Person auf Ausbesserungen überprüft. Jede markierte Stelle wird als solche gewertet.
- Es ist nicht zu erwarten, dass die Instruktionen zu Beginn der Aufgabengruppe Informationen enthalten, die dir nicht bereits bekannt sind (z. B. Beginn erst auf Startsignal, sofortiger Stopp nach Schlusssignal, sonst sofortige Disqualifikation etc.). Nutze daher die Zeit besser für Lockerungsübungen und Sammeln von Konzentration. Es ist wichtig, sich auf maximale Bearbeitungsgeschwindigkeit einzustellen. Da im Anschluss die Mittagspause folgt, kann auf Energiesparen verzichtet werden.

Für deine Notizen

- Verinnerliche dir die Aufgabenstellung. Fange auf keinen Fall während des Tests an, zu überlegen, was genau zu markieren ist.
- Versuche möglichst wenige Markierungen zu vergessen. Diese zählen doppelt zu den Zeichen, die du noch nicht geschafft hast:

Korrekte Markierungen (0 - 400)	-	Übersehene Zeichen (0 - 400)	-	Fehlerhafte Markierungen (0 - 1200)	=	Rohwert (-1600 - 400)	~	Finale Punktzahl (0 - 20)

- Achte auf deutliche Markierungen. Ein einfacher Strich reicht aus und spart Zeit. Verwende keine doppelten bzw. „X"-förmigen Striche. Achte auch auf „schnell schreibende" Fineliner.
- Du sparst Zeit, wenn du nicht jede Zeile von links nach rechts, sondern in Schlangenlinien bearbeitest, d. h. erst von links nach rechts, in der nächsten Zeile dann von rechts nach links und so weiter.

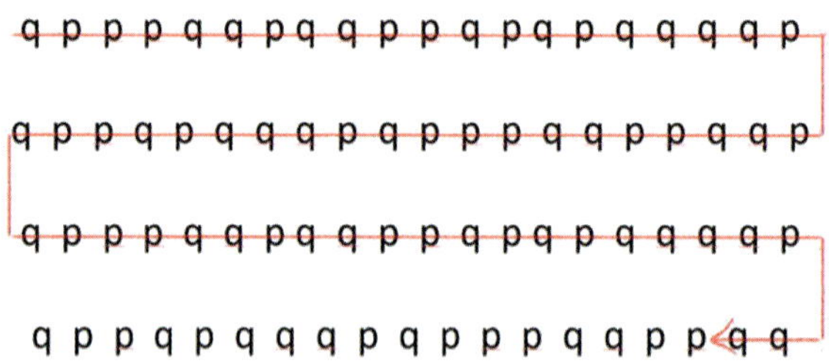

- Übe immer unter Zeitdruck und mit Stoppuhr.
- Solltest du früher fertig sein, suche nach fehlenden Markierungen.
- Motiviere dich auch während der Bearbeitung zu Konzentrationsausdauer und Schnelligkeit, denn 8 Minuten simples Markieren kann gegen Ende etwas anstrengend werden.
- Immer im Hinterkopf behalten: Es gibt auch hier unterschiedliche Schwierigkeiten. Manchmal wirst du vielleicht locker fertig, manchmal nicht. Lasse dich davon nicht abschrecken.

> TIPP
>
> Wie immer gilt: Dein Ergebnis richtet sich nur daran, wie gut die anderen waren. Wenn du nach einiger Übung nicht ganz fertig wirst, schaffen das die anderen Teilnehmenden wahrscheinlich auch nicht.

KAPITEL

11 Aufgabengruppe *Textverständnis*

TMS	4 Texte, 24 Aufgaben, 6 Einstreuaufgaben, 60 Minuten
EMS	3 Texte, 18 Aufgaben, 45 Minuten

Aufgabenart

Bei der Aufgabengruppe *Textverständnis* wird, wie der Name schon sagt, deine Fähigkeit zur Aufnahme und Verarbeitung komplexer und umfangreicher Textmaterialien auf den Prüfstand gestellt. Von der Aufgabengruppe *Medizinisch-naturwissenschaftliches Grundverständnis* unterscheidet sich diese Aufgabengruppe im Wesentlichen nur durch längere Texte und mehrere Fragen zu diesen Texten. Beim TMS werden insgesamt vier, beim EMS drei Texte präsentiert, zu denen jeweils sechs Fragen gestellt werden. Wie beim *Medizinisch-naturwissenschaftlichen Grundverständnis* kann man hier zwischen zwei Arten von Aufgabenstellungen unterscheiden: Zum einen soll aus den fünf Antwortmöglichkeiten die einzig richtige ausgewählt werden. Die zweite Variante besteht darin, aus drei bis vier Aussagen die einzig richtige Kombination herauszufinden (> Kap. 1.8).

INFO

Vorwissen ist hier nicht verlangt. Es kann zwar hilfreich sein, wenn man aufgrund von Zeitmangel raten muss, aber grundsätzlich ist es zur Beantwortung der Fragen keine Voraussetzung.

Die Texte stammen größtenteils aus Themengebieten wie dem Hormonsystem, Humangenetik, dem Nervensystem, dem Herz-Kreislauf-System und Blut, der Verdauung und der Anatomie der (Sinnes-)Organe. Manchmal kommen auch noch andere Themen vor.
Die Aufgabengruppe *Textverständnis* ist natürlich trainierbar, jedoch wird die Leistungssteigerung sicherlich nicht so schnell wie z. B. bei *Schlauchfiguren* vonstattengehen. Primär lässt sich deine Arbeitsweise ökonomisieren, sodass schneller und zielgerichteter gearbeitet werden kann sowie ein besserer Umgang mit naturwissenschaftlichen Inhalten möglich ist.

Unsere Spezialtipps

Einstreuaufgaben identifizieren:

Im Gegensatz zu allen anderen Testteilen lassen sich beim *Textverständnis* beim TMS genauere Aussagen über die Anordnung der Einstreuaufgaben treffen. Von den vier Texten und 24 Aufgaben wird ein ganzer Text mit seinen sechs Aufgaben nicht gewertet. Dabei wurden Text 1 und Text 4 bislang sicher gewertet, beim Einstreutext handelte es sich also entweder um Text 2 oder Text 3. Bearbeite also zuerst Text 1 (dieser ist am einfachsten), als nächstes Text 4 (dieser ist womöglich schwieriger, wird aber mit Sicherheit gewertet) und wähle danach aus Text 2 und 3 den aus, der dir am leichtesten scheint. Solltest du auch diesen vollständig bearbeitet haben, wende dich in der übrigen Zeit dem letzten Text zu. Möchte man alle vier Texte vollständig bearbeiten, hat man pro Text nur 15 Minuten Zeit. Es wird daher oft empfohlen, drei Texte sicher zu bearbeiten und dann in der übrigen Zeit noch möglichst viel vom letzten Text zu schaffen, der mit einer Wahrscheinlichkeit von 50 % nicht gewertet wird.

Die Aufgabe genau lesen:

Es ist wichtig, die Aufgabenstellung genau zu lesen. Wie erwähnt nutzen die Testentwickler jede Möglichkeit, Schwierigkeiten und Hindernisse einzubauen. Beachte also die genauen Wortlaute. „Kann man ... aus dem Text ableiten?“ bedeutet z. B., dass die Information nicht exakt so im Text steht, sondern durch Interpretation etc. erschlossen werden muss. Zudem bedeutet dies, dass Aussagen zwar grundsätzlich wahr sein können, aber trotzdem die falsche Antwort darstellen, da

Für deine Notizen

sie nicht aus dem Text hervorgehen. Vorsicht auch bei absoluten Aussagen (z. B. „nie“, „immer“, „alle“, „keine“). Häufig wird absolut gefragt und im Text relativ geantwortet.

Lesetempo erhöhen:
Da es bei dieser Aufgabengruppe v. a. um ein möglichst schnelles Bearbeiten der Texte geht, kann es helfen, sich eine Methode anzueignen, wie man schneller lesen kann. Dies nennt man auch „Technik des rationellen Lesens“. Bücher dazu findet man in jeder gut sortierten Buchhandlung oder im Internet. Ein Beispiel wäre „Schneller Lesen“ von Peter Sturtz und Holger Bachwinkel. Das Erlernen dauert etwa einen Monat, kann dein Bearbeitungstempo aber ggf. verdoppeln.

> ACHTUNG
>
> Schnelleres Lesen sollte nicht zulasten der Aufnahme neuer Informationen gehen!

Unbekannte Inhalte verhindern nicht die Beantwortung:
Es werden rein wissenschaftliche Texte präsentiert, von deren Inhalt du vielleicht noch nie etwas gehört hast. Lasse dich dadurch nicht beunruhigen, sondern versuche, in erster Linie das zu verstehen, was zur Bearbeitung nötig ist. Meist muss man sich dabei nicht merken, was sich konkret hinter einem bestimmten Ausdruck verbirgt, sondern nur, in welchem Zusammenhang er zu einer anderen Größe steht (man kann unbekannte Fachbegriffe oft gewissermaßen als Variablen wie das „x“ in der Mathematik werten).

Strategie

Schritt 1 Verschaffe dir einen kurzen Überblick über die vier Texte und beginne mit Text 1 oder Text 4 – je nachdem, welcher dir am einfachsten scheint.

Schritt 2 Bevor du den Text liest, solltest du einen Blick auf die Fragen werfen, um dir wichtige Schlüsselwörter zu markieren und so gut es geht zu merken.

Schritt 3 Während der Bearbeitung der Texte sollte gezielt auf die Schlüsselwörter geachtet werden.

Schritt 4 Beim Lesen und bei der Bearbeitung des Textes selbst hilft es, alles Wichtige zu markieren und sich gegebenenfalls etwas dazuschreiben. Ob du, wenn du auf eine Antwort stößt, diese sofort auf dem Antwortbogen markierst oder erst einmal den Text fertig bearbeitest, ist dir überlassen. Sinnvoll ist es, sich die Antwort im Text zu markieren und dann in voller Konzentration diesen weiter zu bearbeiten, um den „Flow“ nicht zu unterbrechen.
Neben reinem Wissen oder Definitionen enthalten die Texte auch (dynamische) Zusammenhänge in Form von Wirkungsketten und Regelkreisen. Hierbei ist es besonders hilfreich, die Inhalte grafisch zu veranschaulichen („Was resultiert woraus?“). Dieses Vorgehen kostet zwar mehr Zeit, erhöht aber die „Trefferquote“.

> TIPP
>
> Manche empfehlen, die Texte erst grob zu überfliegen, um sie dann nochmals im Detail zu lesen. In der Realität besteht dafür im Regelfall nicht die Zeit, weshalb wir dies nicht für sinnvoll halten. Bei der Vorbereitung auf den TMS bzw. EMS sollte jedoch gezielt Zeit für eigene Anpassungen bzw. Individualisierungen der hier beschriebenen Strategien investiert werden.

Schritt 5 Als letzter Schritt folgt noch das eigentliche Antworten. Solltest du dich zwischen zwei Antworten nicht entscheiden können, kann es auch hilfreich sein, sich Notizen zu machen und gegen Ende nochmal zu dieser Aufgabe zurückzukehren, bevor man den gesamten Text erneut lesen muss.
Vergiss auf keinen Fall, die Antworten im Antwortbogen zu vermerken!

KAPITEL

12 Aufgabengruppe *Figuren lernen*

TMS & EMS	Lernteil: 20 Lerneinheiten, 4 Minuten Reproduktion: 20 Aufgaben, 5 Minuten

Aufgabenart

Die Aufgabengruppe *Figuren lernen* soll deine visuelle Merkfähigkeit testen. Dazu werden 20 verschiedene Figuren, bestehend aus fünf Feldern präsentiert, wobei eines der Felder schwarz und die anderen vier weiß sind. Die Position des schwarzen Feldes ist entscheidend und wird hinterher abgefragt. Die Reihenfolgen der Figuren im Lernteil und im Reproduktionsteil stimmen nicht überein. Zu beachten ist, dass zwischen der Lernphase und der Reproduktionsphase ein 60-minütiges Zeitintervall liegt, in dem die Aufgabengruppe *Textverständnis* bearbeitet wird. Es ist also sowohl das Arbeits- als auch das Langzeitgedächtnis gefordert. Dennoch ist diese Aufgabengruppe gut bis sehr gut trainierbar. In letzter Zeit haben die Testdesigner daher auf eher komplexere Figuren und Aufgaben zurückgegriffen.

TIPP

Auch hier gilt: Die Schwierigkeit der Aufgaben ist für alle gleich.

Da sich das persönliche Ergebnis nur an der Leistung anderer misst, ist die Schwierigkeit also irrelevant, da die absolute Anzahl der korrekt beantworteten Fragen bei allen etwa gleich stark sinkt. Sowohl für etwas einfachere als auch für schwere Aufgaben gibt es Strategien.
Vier Minuten zum Einprägen der Figuren sind zwar knapp bemessen, reichen jedoch aus, um sich jede Figur anzuschauen und sich zumindest für kurze Zeit die Position des schwarzen Feldes einzuprägen. Der Vorgang des Vergessens äußert sich daher meist darin, dass erlerntes Wissen lediglich nicht mehr auffindbar, nicht aber „zerstört" ist. Genau hier setzen die Lernstrategien an, um das Gedächtnis gezielt zu schulen.

Unsere Spezialtipps

Nutzen von Assoziationen:

Jeder, der diese Aufgabengruppe bereits bearbeitet hat, wird merken, dass der Lerneffekt deutlich größer ist, wenn sich die abgebildete Form mit etwas Realem, z. B. dem Rüssel eines Elefanten oder der Schnauze eines Hundes in Verbindung bringen lässt.
Diese Assoziationen sind noch weitaus effektiver, wenn du sie mit Emotionen verbindest, da das Gehirn die Informationen auf verschiedenen Ebenen einordnet und ihnen eine entsprechend unterschiedliche Bedeutung einräumt. So merkwürdig das klingt, je absurder und makabrer die Assoziationen sind, desto hilfreicher sind sie auch. Eine abgehackte Hand, sexuelle Anspielungen etc. prägen sich enorm gut ein. Ziel sollte es daher sein, die Figuren möglichst schnell mit stark emotionalen Assoziationen zu verbinden. Dies lässt sich sehr gut üben.
Zunächst einmal muss erlernt werden, Figuren überhaupt mit Assoziationen zu verbinden. Hierbei ist es sinnvoll, zunächst eine ganze Aufgabengruppe ohne Zeitbegrenzung zu bearbeiten und sich zu jedem Bild ein oder zwei schaurige Gedanken einfallen zu lassen. Vermutlich wirst du dich noch am Tag darauf an manches erinnern können.

ACHTUNG

Diese Aufgabengruppe kann nur in gewissen Abständen zueinander trainiert werden, da du sonst neu Erlerntes mit früheren Aufgaben in Verbindung bringst (nennt man in der Psychologie „Interferenz"). Die Vorbereitung hierfür sollte man also spätestens eine halbe Woche vor dem Testtermin beenden.

Für deine Notizen

Aufgaben gelten gemeinhin als eher leicht, wenn sich problemlos Assoziationen finden lassen, z. B. weil die Figur bereits aussieht wie eine Hand oder ein Fisch. Schwierig werden die Aufgaben, wenn alle Figuren eine gleiche Form haben. Lassen sich hier noch Assoziationen wie Herzen, Bälle oder Zielscheiben finden, müssen dazu aber noch weitere Strategien beachtet werden.
Es kann z. B. helfen, sich auf die Form des schwarzen Feldes zu konzentrieren. Arbeite auch mit Ausschlusskriterien, wenn z. B. bei fünf der 20 Aufgaben das rechte obere Feld schwarz ist, lernt man nur die anderen 15 und wählt im Zweifel oben rechts. Stelle dir die Zielscheibe nicht nur bildlich vor, sondern verbinde sie ggf. auch mit einem Bewegungsablauf. Assoziationen können auch darin bestehen, sich vorzustellen, wie man einen Speer in das schwarze Feld wirft.
Im folgenden Beispiel finden sich eher leicht (a, c) und eher schwer (b, d) zu lernende Figuren – je nach Vorstellungsvermögen kann das natürlich recht unterschiedlich sein:

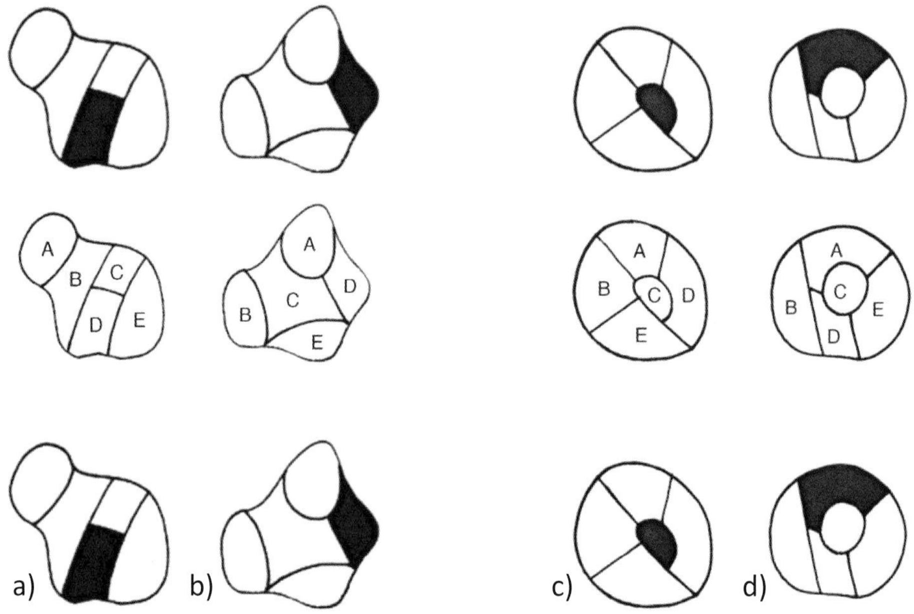

Mögliche hilfreiche Assoziationen hierzu könnten sein:

a) Schokoladen-Hase mit Verband oder Holzbein
b) Daumen-Hoch-Hand mit gebrochenem Mittelfinger; Schaf mit Gesicht
c) Ring am Finger einer schwarzen Person; Auge; (noch besser wäre tatsächlich das untere Ende des Verdauungstraktes – je abstruser, desto einfacher merkt man es sich).
Hinweis: Wären unter den 20 Bildern nur solche, bei denen das Zentrum schwarz ist, kann man bei allen natürlich dieselbe Assoziation wählen
d) Augenbraue auf Auge, Schwarzer Lidschatten

Bilden von Untergruppen:
Es ist hilfreich, die Bilder in Untergruppen zu strukturieren.

Beispiel: Wenn vier der Figuren an Hundegesichter erinnern, von denen drei ein schwarzes linkes Ohr haben, reduziert das bereits den Lernaufwand. Anstatt sich Figur und Position von vier Figuren, d. h. insgesamt acht Informationen zu merken, lässt sich dies auf eine Figurengruppe und zwei verschiedene Positionen, d. h. insgesamt drei bzw. sogar eine Information(en) reduzieren. Du musst dir nur noch den Sonderfall merken, beim Rest ist das linke Ohr schwarz.

Berücksichtigung der Lernkapazitäten und des Primacy-Recency-Effekts:
Der Lernprozess folgt verschiedenen Prinzipien. Beispielsweise ist bekannt, dass sich das Gehirn v. a. Informationen zu Beginn und am Ende besonders gut merkt (also erste und zuletzt betrachtete Figur). Dies bezeichnet man als Primacy-Recency-Effekt. Außerdem wurde festgestellt, dass sich das Gehirn meist nur vier bis sieben Items (sog. Chunks) auf einmal merken kann. Danach sollten diese kurz wiederholt werden, bevor du dir die nächsten vier bis sieben Items vornimmst. Ideal ist es, wenn diese Anzahl von Items gemäß den oben erwähnten Untergruppen aufgeteilt werden.

KAPITEL

13 Aufgabengruppe *Fakten lernen*

TMS & EMS	Lernteil: 15 Lerneinheiten, 6 Minuten Reproduktionsphase: 20 Aufgaben, 7 Minuten

Aufgabenart

Die Aufgabengruppe *Fakten lernen* soll die auf Fakten bezogene Merkfähigkeit unter Beweis stellen, indem man sich zu jedem der 15 präsentierten Patientinnen bzw. Patienten möglichst viele Eigenschaften und Informationen merkt. Diese werden dann nach einer 60-minütigen Unterbrechung durch die Aufgabengruppe *Textverständnis* abgefragt.

Die Anordnung der Fakten verläuft immer nach einem identischen Schema, sodass dich, sobald du diese Aufgabengruppe einmal beherrschst, nichts mehr überraschen kann. Dementsprechend lässt sich die Aufgabengruppe *Fakten lernen* ebenfalls gut bis sehr gut trainieren.

Die 15 Personen werden gestaffelt in fünf Dreierblöcken präsentiert. Dabei haben alle Personen eines Dreierblocks einen ähnlichen Nachnamen, das gleiche Alter und einen verwandten Beruf. Lediglich bei den Eigenschaften und Krankheitsbildern/Diagnosen der Patientinnen oder Patienten lassen sich keine Gemeinsamkeiten feststellen.

Beispiel:

Name	*Alter*	*Beruf*	*Eigenschaft*	*Krankheit*
↓	↓	↓	↓	↓
Zaun:	ca. 35 Jahre,	Lehrerin,	schwanger	- Husten
Maurer:	ca. 35 Jahre,	Professor,	aggressiv	- Mittelfußbruch
Thor:	ca. 35 Jahre,	Betreuerin,	Ambulanz	- Migräne

Der Professor leidet an einem/einer

(A) Herzinfarkt
(B) Arthrose
(C) Husten
(D) Mittelfußbruch
(E) Erkältung

In diesem Fall wäre Antwort (D) korrekt.

Wie beim *Figuren lernen* haben die Inhalte des Lernteils und die Fragen des Reproduktionsteils nicht die gleiche Reihenfolge.

Unsere Spezialtipps

Auch bei dieser Aufgabengruppe gibt es – ganz ähnlich wie bei *Figuren lernen* – Möglichkeiten, mit denen sich die eigene Gedächtnisleistung enorm verbessern lässt. Dies erreichst du erneut, indem du dir für jede Person sprachliche und bildliche Assoziationen schaffst.

Horizontalgeschichten:

Insgesamt werden 75 verschiedene Fakten präsentiert, die du außerdem zueinander in Beziehung setzen sollst. Diese lassen sich natürlich einzeln betrachtet kaum in sechs Minuten erlernen. Anders ist das, wenn man die Informationen bündelt bzw. verknüpft, z. B. indem man sog. Horizontalgeschichten bildet. Auch hier gilt es wieder, die Fakten mit Emotionen zu verbinden.

Für deine Notizen

Eine mögliche Horizontalgeschichte für das oben genannte Beispiel wäre: Der 35-jährige Professor war derart aggressiv nach den schlechten Prüfungsleistungen seiner Studenten, dass er aus Wut gegen die Mau(r)er im Hörsaal trat und sich dabei den Mittelfuß gebrochen hat. Du siehst, die Geschichten müssen nicht besonders „gut" sein, sie sollten nur in ihrem Kausalzusammenhang Sinn machen.

Bilder:

Horizontalgeschichten sind hilfreich zur Übung, es gibt aber noch bessere Strategien. Wenn du erst einmal in der Lage bist, möglichst logische Geschichten zu erfinden, solltest du versuchen, die Informationen in Bildern zu komprimieren. Bildliche Assoziationen sind also Horizontalgeschichten vorzuziehen, da sie einen besseren Lerneffekt haben.

TIPP

Ein Bild sagt mehr als tausend Worte.

Dein Ziel soll es also sein, zu jeder angegebenen Person ein solches Bild zu entwerfen, das alle präsentierten Informationen enthält. Je makabrer, ausgefallener, pervertierter etc. deine Assoziationen dabei sind, desto erfolgreicher wirst du bei der folgenden Beantwortung der Fragen sein. Das Gehirn merkt sich mit Emotionen verknüpfte Informationen deutlich besser. Ein recht neutrales Beispiel wäre: Auf einem grünen (Husten = grüner Schleim) Zaun (= Name) mit drei Streben (= Alter: 35) steht ein Storch (= schwanger) mit einer übergroßen Nerd-Brille (= Lehrerin) auf dem Schnabel. Es geht natürlich noch viel abstruser, um seriös zu bleiben, wollen wir das jedoch lieber dir überlassen. Der Kreativität sind jedenfalls keine Grenzen gesetzt.

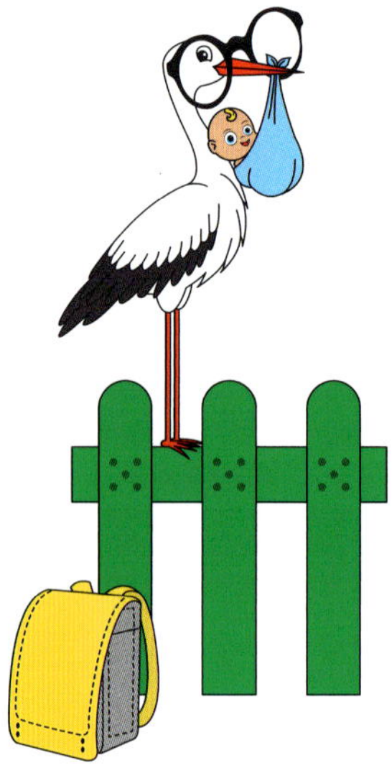

INFO

Äquivalent zur Aufgabengruppe *Figuren lernen* sollten zwischen einzelnen Übungen immer 3–4 Tage liegen.

Folgendes gibt es bei den Assoziationen zu beachten:

- Stereotypen helfen dabei, schnelle Assoziationen zu erzeugen. Es kann durchaus sein, dass eine genervte Betreuerin Migräne bekommt. Alles was dir bereits in irgendeiner Weise bekannt ist, ist hilfreich (auch z. B. Déjà-vus).
- Je abstruser, extremer und übertriebener die Assoziationen, desto besser.
- Alle Elemente und Assoziationen deines Bildes müssen sichtbar sein. Ein Taschenmesser in der Hosentasche ist also nicht so hilfreich, wie wenn das Taschenmesser im Bein steckt und alles voller Blut ist.
- Nutze auch sonstige Hilfen, wie z. B. gleiche Anfangsbuchstaben.
- Wähle eine eigene Reihenfolge. Wenn dir zum ersten Patienten kein gutes Bild einfällt, zum zweiten aber sehr wohl, überspringe die erste Person und kümmere dich ggf. später darum.

- Versuche wenigstens, aus jedem der fünf Blöcke ein Bild oder eine Geschichte zu finden, damit du die Namen mit den Berufsgruppen in Verbindung bringen kannst.
- Auch hier gilt, wie bei *Figuren lernen,* das Gehirn kann sich nicht unbegrenzt viele Informationen auf einmal merken. Daher sollten die Informationen nach jeder Dreier-Gruppe kurz wiederholt werden, bevor du zur nächsten übergehst.
- Schaffe eindeutige Assoziationen. Gleiche Assoziationen sollten nicht für unterschiedliche Bilder genutzt werden.
- Greife notfalls auf Negativassoziationen zurück, d. h. stelle dir genau das Gegenteil der eigentlichen Assoziation vor.

INFO

Während *Textverständnis* dürfen keine Notizen zu den Aufgabengruppen *Figuren lernen* und *Fakten lernen* angefertigt werden, nur zur Aufgabengruppe *Textverständnis* selbst.

- Damit schneller Fakten mit Assoziationen verbunden werden können, bietet es sich neben regelmäßigem Üben an, auch eine Tabelle mit Eigenschaften und Assoziationen zu entwerfen und diese zu lernen. Eine solche Tabelle folgt im Anschluss an dieses Kapitel. Die dort bereits vermerkten Assoziationen sind Vorschläge und sollten von dir personalisiert werden.

Für deine Notizen

Assoziationstabelle für's Fakten lernen

Zur Unterstützung beim Trainieren für diese Aufgabengruppe haben wir Assoziationstabellen entworfen. Unsere Vorschläge sind Anregungen, wie du vorgehen kannst – deine eigenen Ideen sind aber natürlich viel wertvoller. Am besten, du legst dir die Tabelle irgendwo zur Hand, sodass du jede neue Idee gleich notieren kannst.
Je besser du die Tabelle lernst, desto schneller fallen dir im Ernstfall dann mögliche Assoziationen ein und dementsprechend besser wird deine Leistung ausfallen.

Namen:
Es reicht leider nicht, sich aufgrund der ähnlichen und verwandten Namen nur eine Assoziation für jede Dreiergruppe zu suchen. Die Assoziationen sollten sich so weit wie möglich unterscheiden. Dabei kann der Name selbst bereits eine mögliche Assoziation darstellen:

Name	Vorgeschlagene Assoziation	Eigene Idee
Fels, Bergmann, Steiner	Fels, Berg, Stein	
Weißlich, Roth, Grauner	die Farben selbst, also weiß, rot, grau	
Müller, Mahler, Becker	Getreidesack, Esel und Mühle, Brot	
Winter, Sommer, Herbster	Schneeflocke, Sonne, Blatt	
Läufer, Fahrer, Fährmann	Laufschuh, Auto, Schiff	
Fischer, Schneider, Müller	Fisch, Schere, Getreidesack	
Wutz, Walz, Winz	Schwein, Betonwalze oder Nudelholz, Weinrebe (Winzer)	

Alter:
Es ist sinnvoll, die Dreierblöcke nicht nach dem präzisen Alter, sondern nach Gruppen 1–5 zu ordnen, da diese immer ansteigend nach dem Alter sortiert sind. Häufig entspricht auch die Anfangsziffer des Alters der Gruppe, d. h. die Patienten in Gruppe 5 sind 50 oder 55 Jahre alt. Um sich Alter bzw. Gruppe zu merken, bieten sich folgende Assoziationen an:

Gruppe/Alter	1	2	3	4	5
Vorgeschlagene Assoziation	Kerze, Messer	Schwan	Dreizack, Pyramide	Vierblättriges Kleeblatt, Ninja-Wurfstern	Hand, Stern
Eigene Idee					

Berufe:

Bei den Berufen kann man sich oft einfach eine Person in berufstypischer Kleidung vorstellen oder Gegenstände in das Bild einbauen, die mit dem Beruf zusammenhängen:

Beruf	Vorgeschlagene Assoziation	Eigene Idee
Taxifahrer	Taxi, Auto, Farbe Gelb	
Gärtner	Blume, Garten, Gartenschere	
Biologin	Farbe Grün, übergroße Pflanzenzelle/Bakterium	
Statiker	Wasserwaage, Lot, ägyptische Pyramide	
Ingenieur	Schraubenzieher	
Polizist	Pistole, Blaulicht, 110, Farbe dunkelgrün, Polizeiauto	
Kellnerin	rosa (weil weiblich) Tablett, Frau mit Tablett und großem Ausschnitt	
Pfarrer	Kirche, Kreuz	
Lehrer	Tafel, Kreide, Note 6	
Profisportler	Turnschuh, Goldmedaille, Rennrad	
Landwirt	Traktor, Feld, Kühe	
Anwalt	Wald, Gesetzbuch	
Richter	Gesetzbuch, Justitia, Hammer	

Für deine Notizen

Eigenschaften, Zivilstände, Krankenhausbegriffe etc.:
Hier gibt es natürlich unglaublich viele Möglichkeiten. Wenn du sie gut pflegst, könnte diese Liste deine längste werden.

Eigenschaft	Vorgeschlagene Assoziation	Eigene Idee
verheiratet	Ehering, Hochzeitskleid	
geschieden	in der Mitte geteilter Mensch (ggf. mit viel Blut etc.), Schere, Schwert	
ledig	Lederjacke, Lederstiefel	
kinderlos	Negativassoziation: Kind	
alleinerziehend	Einarmiger Mensch	
verwitwet	schwarze Kleidung	
cholerisch	Flasche Cola, rot für Wut, Kohlkopf	
depressiv	Farbe Schwarz, Dampfwalze, Meer aus Tränen	
nervös	Hampelmann, Flash	
belastbar	Waage, Flugzeugträger	
ängstlich	Angsthase, Gespenst	
pensioniert	Schaukelstuhl, alter Mann, Pension	
impulsiv	Vulkan, Zeitbombe, Pulsuhr, Herz	
kontaktfreudig	Oktopus, Batterie und Kabel	
kontaktscheu	scheues Reh	
reizbar	Nerven, Nervensäge, Reizwäsche	
optimistisch	lachender Smiley, halbvolles Glas	
pessimistisch	trauriger Smiley, halbleeres Glas	

Eigenschaft	Vorgeschlagene Assoziation	Eigene Idee
sensibel	Sense, Sensenmann, Tränen	
verwirrt	alter Mann ohne Hosen auf der Straße, Wollknäuel	
misstrauisch	Negativassoziation: getrautes Paar, Misthaufen, Miss America (Model)	
offenherzig	aufgeschnittenes Herz	
hysterisch	meckernde Frau, meckernde Ziege	
schweigsam	Nonne, Negativassoziation: Mund	
gesellig	Stammtisch	
Intensivstation	Bett und Tropf, Reanimation	
Ambulanz	Krankenwagen	
Notfall	Krankenwagen mit Blaulicht, Reanimation, Not-OP	
Kassenpatient	Geldbeutel	
Pflegefall	Rollstuhl	
Spital	Krankenhaus, Rotes Kreuz	
stationär	Bahnhof, Bühne	
Kur	Kurbrunnen, Aachen	
Chirurgie	Skalpell, Arzt mit Mundschutz, OP, gemachte Brüste	
Krankengymnastik	Gymnastikball, Hula-Hoop-Reifen	

Für deine Notizen

Krankheiten:

Schließlich fehlen noch Assoziationen für Krankheiten. Hier lassen sich besonders einfach Übertreibungen finden.

Krankheit	Vorgeschlagene Assoziation	Eigene Idee
Husten	alles voller grünem Schleim, Lunge hängt um den Hals gewickelt außerhalb des Körpers	
Schnupfen	riesige Nase, alles voller grünem Schleim, riesige Taschentuchpackung	
Pest	riesige schwarze Eiterbeulen, Kreuz, mittelalterliche Symbole	
Cholera	Cola-Flasche, riesige Toilette, alles voller Unrat	
Aids	riesiges Kondom	
Bandscheibenvorfall	Scheibe Käse/Wurst, Wirbelsäule	
Herzinfarkt	übergroßes Herz, ggf. mit verknoteten Gefäßen	
Migräne	Hyäne, Muräne (ähnlicher Klang); wenn du eine Person kennst, die häufig Migräne hat, kann auch diese Person als Assoziation dienen	
Krebs, Lungenkrebs, Darmkrebs	riesiger Krebs, der sich z. B. am betroffenen Organ festgeklammert hat, bei Lungenkrebs auch schwarze Raucherlunge, Zigaretten etc.	
Drogensucht	riesige Spritze	
Bein gebrochen	Mensch hält blutiges, abgerissenes Bein in der Hand; falls du dir schonmal beim Sport das Bein gebrochen haben solltest, ist auch die entsprechende Sportart eine gute Assoziation	

KAPITEL

14 Aufgabengruppe *Diagramme und Tabellen*

TMS 24 Aufgaben, 4 Einstreuaufgaben, 60 Minuten
EMS 20 Aufgaben, 50 Minuten

Aufgabenart

Diagramme und Tabellen hat vermutlich jeder bereits im Laufe seiner Schulzeit kennengelernt und analysiert, jedoch meist ohne die gebotenen Informationen und Konstruktionsprinzipien derart kritisch zu hinterfragen. Genau dies wird in dieser Aufgabengruppe jedoch gefordert. Wenn sich die klassischen Analysetechniken der Schulzeit tief eingebrannt haben, könnte das zum Problem werden.

ACHTUNG

Um es auf einen Punkt zu bringen: Die dargestellten Diagramme, Schaubilder und Tabellen verfolgen primär das Ziel der Täuschung.

Das immer im Hinterkopf zu behalten ist elementar für die Bearbeitung dieser Aufgabengruppe. Da man sich meist erst von konventionellen Bearbeitungsstrategien lösen muss, um ein Gespür für die Schwierigkeiten und Tücken zu bekommen, sollte man für die Vorbereitung etwas mehr Zeit veranschlagen, weshalb die Vorbereitung manchmal in den Hintergrund gerät. Wie immer gilt auch hier, dass Vorwissen hilfreich für Orientierung und Gefühl sein kann, aber nicht nötig ist. Keinesfalls darf dieses Vorwissen jedoch bei der eigentlichen Beantwortung der Fragestellung berücksichtigt werden, was bei *Diagrammen und Tabellen* häufig jedoch „automatisch" passiert. Im Rahmen der Multiple-Choice-Beantwortung gibt es weiterhin zwei Typen von Aufgabenstellungen. Entweder wird gefordert, aus fünf Aussagen die einzig richtige auszuwählen, oder alternativ aus drei oder vier vorangestellten Aussagen die Kombination der richtigen und falschen Aussagen anzugeben.
Die angebotenen Darstellungsformen reichen von simplen und komplexen Tabellen über Säulen-, Balken-, Kreis- und Kuchendiagrammen bis hin zu dreidimensionalen Diagrammen und sonstigen Sonderformen, wobei verschiedene Variablen meist miteinander in Beziehung gesetzt werden. Und bei jeder Präsentationsform gibt es separate Hinweise zu beachten.

Tabellen:

Tabellen ermöglichen eine sehr kompakte und geordnete Darstellung von Informationen und Zusammenhängen in einer Kombination aus Zeilen und Spalten. Die Schwierigkeit der Aufgaben ergibt sich dann meistens aus der Art der Beziehungen der Daten untereinander, denn nicht immer müssen die Informationen zueinander im Verhältnis stehen, sondern können auch völlig unabhängig präsentiert werden.
Wie auch viele Diagrammtypen können Tabellen nur einen Ausschnitt aus der Realität darstellen, weshalb absolute Aussagen selten getroffen werden können und dich nur zu einer falschen Antwort bewegen sollen. Je nachdem, welche Ausschnitte der Realität, z. B. durch Angabe verschiedener Jahre, präsentiert werden, muss man darauf achten, ob die Darstellung kontinuierlich, oder mit Unterbrechungen verläuft, ob es sich um Durchschnittswerte handelt und welche Skalierung verwendet wird. Aus der folgenden Tabelle ist z. B. nicht zu entnehmen, ob die Anzahl der Kinder kontinuierlich gestiegen ist – und das nicht nur, weil das Jahr 2006 fehlt. Es werden nur Angaben über die „Gesamtbilanz" bzw. den Durchschnittswert der Jahre getroffen. Dennoch kann an einzelnen Tagen, Wochen, Monaten der Wert gefallen sein.

2004	**2005**	**2007**	
0,97	1,18	1,92	**Anzahl der Kinder**

Für deine Notizen

Vorsicht also vor absoluten Aussagen und Durchschnittswerten.

Beispiel:

> Nur weil ein Land beispielsweise ein besonders hohes durchschnittliches BIP pro Kopf aufweist, bedeutet das nicht zwingend, dass jede Person in diesem Land mehr Geld verdient als die Einwohner eines Landes mit niedrigem BIP pro Kopf.

Auch auf Einheiten ist besonders zu achten – sowohl in der Aufgabenstellung als auch in den Diagrammen selbst. Nicht selten werden in der Aufgabenstellung andere Einheiten verwendet als in der Tabelle oder in dem Diagramm.

Kreis-, Kuchen-, Tortendiagramme:

Aufgaben mit derartigen Diagrammen sind i. d. R. etwas einfacher, da sie relativ übersichtlich sind. Dies liegt mitunter daran, dass sie über keine Achsen verfügen, deren Beschriftung zu beachten ist. Aus diesem Grund kommen sie aber auch nicht so häufig vor.
Oft werden Kreis-, Kuchen- und Tortendiagramm für die Darstellung prozentualer Anteile verwendet. Hierbei muss man auf die Wortwahl der Aufgabenstellung achten, da „Prozent" nicht dasselbe bedeutet wie „Prozentpunkt". Zum folgenden Diagramm kann also nicht gesagt werden, dass das hellste Feld/Tortenstück 25 % größer ist als das zweithellste. Korrekt wären folgende Aussagen:

- Das hellste Stück ist um 25 Prozentpunkte größer als das zweithellste
- Das hellste Stück ist doppelt so groß wie das zweithellste,
- Das hellste Stück ist 100 % größer als das zweithellste.

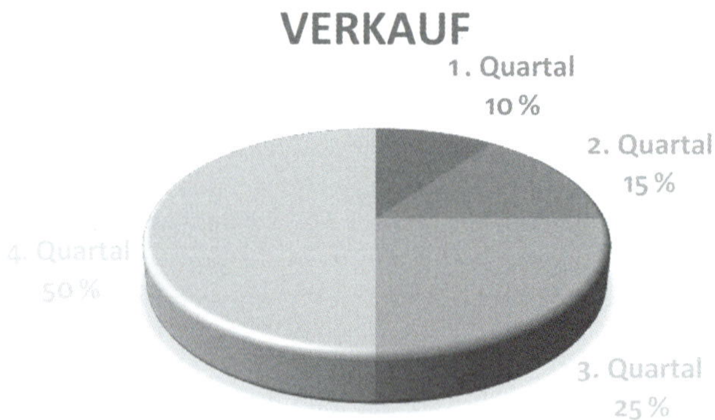

Säulen- und Balkendiagramme:

Bei Säulen- und Balkendiagrammen erhöht sich die Schwierigkeit nur dahingehend, dass nun auch Achsen und mehr Variablen berücksichtigt werden müssen. Dabei ist, wie erwähnt, die Beschriftung der Achsen unbedingt zu beachten und auch, ob die Skalierung linear oder z. B. logarithmisch ist. Manchmal unterscheiden sich die Einheiten in der Aufgabenstellung auch vom dargestellten Diagramm (z. B. Aufgabenstellung kg – Diagramm g).
Im Unterschied zur 2D-Variante werden bei dreidimensionalen Säulen- und Balkendiagrammen drei Größen zueinander in Beziehung gesetzt, was die Bearbeitung zwar deutlich schwieriger wirken lässt, aber kaum Einfluss auf die Bearbeitungsstrategie hat. Bei der Bearbeitung versucht man letztendlich, dreidimensionale Diagramme auf zweidimensionale Diagramme zu reduzieren, indem man sich falls möglich nur auf zwei Achsen beschränkt und isoliert die Werte abliest. Mit ein wenig Übung wirst du lernen, mit ihnen umzugehen. Dennoch sind 3D-Varianten tendenziell etwas schwieriger; du solltest daher im Test selbst, wenn möglich, 2D-Diagramme bevorzugen.
Wie bei den Kreis-, Kuchen- und Tortendiagrammen können auch hier sowohl absolute als auch relative Größen präsentiert werden.
Zu beachten ist noch, dass die Diagramme immer nur Ausschnitte modellieren, denn die Achsen sind nie bis ins Unendliche beschriftet. Überprüfe immer zuerst, wo der Koordinaten-Ursprung liegt und wo die Beschriftung der Achsen beginnt bzw. wo sie endet. Dies kann sich in der Aufgabenstellung so äußern, dass ganz allgemein über die dargestellten Größen gesprochen wird, obwohl das Diagramm nur einen Ausschnitt der Realität abbildet. Man kann hier z. B. nicht sagen, ob „dunkel" im Jahre 2010 ein Maximum erreicht hat und „hell" 2009, da alle Jahre vor 2007 und nach 2010 keine Beachtung finden. Solche Aussagen müssten präziser erfolgen, d. h. beispielsweise „In den Jahren von 2007 bis 2010 erreichte „dunkel" seinen höchsten Wert im Jahr 2010."

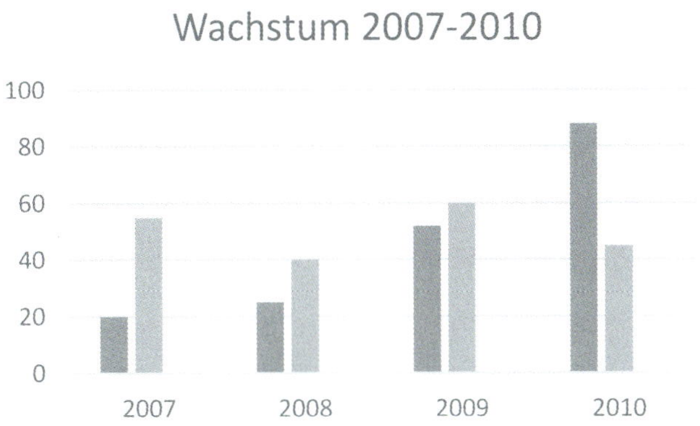

Kurven- und Liniendiagramme:

Von Säulen- und Balkendiagrammen unterscheiden sich Kurven- und Liniendiagramme v. a. dahingehend, dass Säulen und Balken nicht vollständig dargestellt werden, sondern nur deren Endpunkte. Diese Endpunkte werden miteinander verknüpft. Dies macht den Diagrammtyp tendenziell etwas unübersichtlicher und daher schwieriger.
Variablen werden in Form sog. Funktionen miteinander in Beziehung gesetzt. Von diesen gibt es unterschiedliche Typen (lineare Funktionen, Parabeln, Hyperbeln, Logarithmus-Funktionen, trigonometrische Funktionen etc.), die du vermutlich noch aus deiner Schulzeit kennst. In der Tat werden bei der Aufgabengruppe *Diagramme und Tabellen* Grundkenntnisse in der Kurvendiskussion mehr oder minder vorausgesetzt. Aus diesem Grund folgt im Anschluss an diesen Diagrammtyp ein Exkurs dazu.
Auch bei Kurven- und Liniendiagrammen muss natürlich auf die Einheiten und Beschriftungen der Achsen geachtet werden. Um nicht den Überblick zu verlieren, lohnt es sich manchmal, Hilfslinien einzuzeichnen, die zu den Achsen parallel verlaufen. Dies hilft auch dabei, einzelne Werte genauer abzulesen

EXKURS

Wiederholung von Grundbegriffen aus der Analysis

Linearität Ein Graph hat immer dieselbe Steigung. Er weist also keinerlei Kurven, Knicke o. ä. auf, sondern ist durchgehend „gerade".
Exponentialität Die Steigung des Graphen nimmt kontinuierlich zu. Die Kurve wird immer steiler.
Monotonie Jeder Graph verfügt über ein sogenanntes Steigungsverhalten. Ein Graph steigt (streng) monoton, wenn mit steigendem x-Wert auch die y-Werte steigen, er fällt (streng) monoton, wenn bei zunehmenden x-Werten die y-Werte abnehmen. Ein Graph verläuft also monoton, wenn sich das Steigungsverhalten in einem Intervall nicht ändert.
Proportionalität Die Proportionalität definiert den Quotienten zwischen zwei Größen, also in welcher Beziehung zwei Größen stehen und voneinander abhängen. Direkt proportional bedeutet, alle Variablen steigen oder fallen in gleichem Maße, d. h. mit demselben Faktor ($^3/_4$ ist direkt proportional zu $^6/_8$, da $^3/_4 \cdot 2 = {}^6/_8$ ergibt). Bei der indirekten Proportionalität (auch umgekehrte Proportionalität oder Antiproportionalität genannt) nimmt die eine Größe kontinuierlich zu, während die andere abnimmt (für dieselbe Arbeit benötigt eine Person acht Stunden, zwei Personen vier Stunden, vier Personen zwei Stunden usw.).
Kontinuität/Stetigkeit Ein Graph ist stetig bzw. kontinuierlich, wenn er weder Ecken, noch Unterbrechungen aufweist, d. h. immer über ein konkret definierbares Steigungsverhalten verfügt.
Extrempunkte Extrempunkte sind alle Punkte, die in einem Intervall den höchsten (Hochpunkt) oder niedrigsten (Tiefpunkt) y-Wert aufweisen.
Wendepunkte Wendepunkte sind alle Punkte eines Graphen, in denen sich das Krümmungsverhalten ändert; beispielsweise, wenn aus rechtsgekrümmt linksgekrümmt wird und umgekehrt.

Sonder- und Mischformen:

Natürlich gibt es auch noch Sonderformen, die etwas Flexibilität bei der Bearbeitung erfordern. Auch hier erhält man mit etwas Übung schnell einen Überblick über die Sonderformen sowie das Wissen, wie damit umzugehen ist. Meist müssen die vorangegangenen Strategien kombiniert werden, z. B. wenn Kurven- und Balkendiagramme vereint werden.

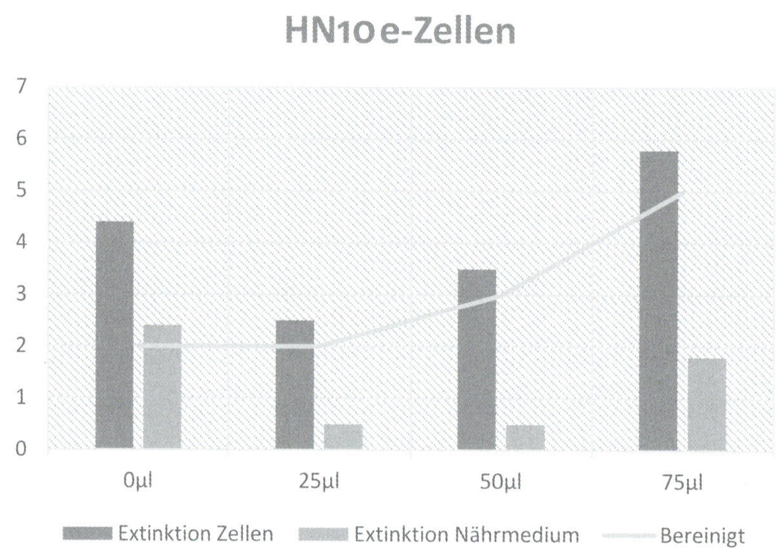

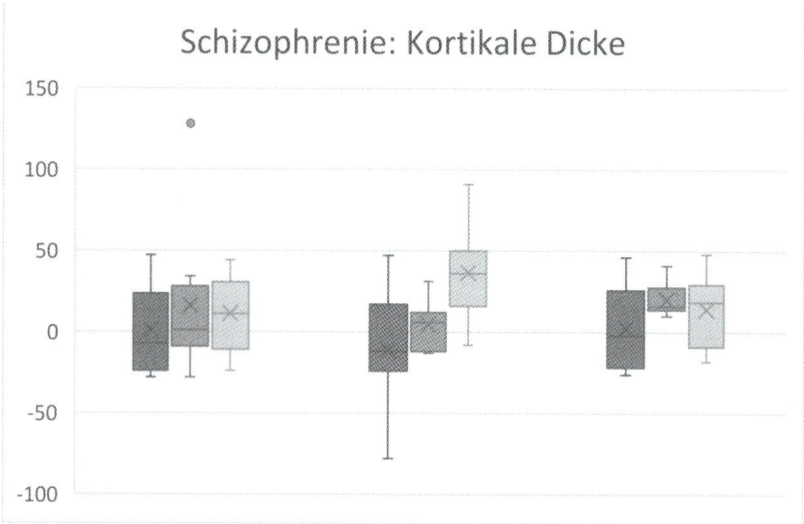

Unsere Spezialtipps

- Achsenbeschriftung, Legende und verwendete Einheiten beachten
- Vorsicht vor absoluten Aufgabenstellungen mit Formulierungen wie „immer", „ohne Ausnahme", „nicht"
- Absolute (m, h, kg) vs. relative (% etc.) Parameter beachten
- Bearbeite die Aufgaben nicht in der vorgegebenen Reihenfolge, sondern nach persönlichem Geschmack – die für dich einfachsten Aufgaben wie immer zuerst, 2D vor 3D u. ä.
- Du musst nicht zwangsweise alle Aufgaben bearbeiten. Ein gesundes Verhältnis aus Qualität und Quantität ist entscheidend (besser 75 % der Aufgaben zu 80 % richtig, als 100 % der Aufgaben zu 50 % richtig!)
- Übe fleißig, um mehr als nur einen Eindruck der Gemeinheiten der Aufgabenstellungen und unterschiedlichen Diagramm- und Tabellentypen zu erhalten

Strategie

Wir haben dir hier eine allgemeine Bearbeitungsstrategie entwickelt. Wie immer wirst du nach häufigem Anwenden deine eigene Abfolge der Schritte etablieren und das Vorgehen wird sich automatisieren.

Schritt 1 Wende den „globalen Blick" an und suche dir die einfachste Aufgabe heraus.

Schritt 2 Lies die Aufgabenstellung so genau wie möglich und markiere dir alle relevanten Begriffe bzw. Begriffe, bei denen Vorsicht geboten sein könnte. Wie würdest du in eigenen Worten erklären, was gesucht ist?

Schritt 3 Lies nun den Informationstext und achte gezielt auf die Parameter, die für die Beantwortung der Frage relevant sind.

Schritt 4 Erst jetzt wird das Diagramm bzw. die Tabelle im Detail betrachtet und untersucht. Der erste Blick sollte immer den Einheiten gelten. Überprüfe nun die einzelnen Aussagen und Antwortmöglichkeiten. Solltest du dir unsicher sein, komme später zu dieser Aufgabe zurück.

Schritt 5 Vermerke die Lösung im Antwortbogen.